縁もゆかりもない
片田舎で
僕が[illegible]ニックを
開[illegible]た理由

髙橋正浩
TAKAHASHI MASAHIRO

幻冬舎 MC

はじめに

急速に少子高齢化が進む日本では、団塊の世代約800万人全員が75歳以上の後期高齢者となる2025年問題が指摘されています。高齢者の割合が増えることで医療ニーズは高まる一方ですが、未来の医療を担う若い医師たちがなかなか開業に踏み切れないという現実があります。

開業にあたってまず直面するのは、開業場所の問題です。多くの医師が立地条件の良い都市部での開業を希望しますが、すでにクリニックは飽和状態にあるため、他院と差別化が図れるほど高い専門性がなければ、開業しても安定的な経営は難しい状況です。テナントの賃貸料や人件費などの固定費も高く、集患ができなくなればあっという間に毎月の収支に影響が出ます。経験も資金も乏しい若手医師にとって、都市部での開業には経営上の不安や困難が多く伴います。

一方、地方での開業は都市部に比べると固定費を低く抑えられ、競合も少ないことが考えられますが、集患はできるのか、人材は足りるのか、自分の専門とする診療科が求められているのかなど別の問題が浮上します。地方においても、先行きに自信をもって開業するのは容易ではないのです。

僕は現在秋田県仙北市の角館町でクリニックを経営しています。医師を志したときからいつかは医局を飛び出し開業して、かかりつけ医として地域医療に貢献したいと思っていたのですが、ほかの若い医師と同じく、経営上の不安からなかなか開業に踏み切れずにいました。そんなとき、大学病院勤務時代からお世話になっていたコンサルタントが病院経営や開業支援の経験が豊富だったことから、僕は彼からたびたびアドバイスを受けることがありました。新規開業ではなくM&Aでの継承開業の形をとればスタッフも患者さんも引き継ぐことができると聞いた僕は、コンサルタントと一緒に地元の岩手で後継者を求めている医院を探し始めました。しかし、そう簡単には見つからず、継承物件探しは難航しました。そこで新規開業も視野に入れつつ、興味をもった案件は必ず現場に行くなどして根気よく探し続けた結果、ようやく見つけたのが現在経営しているクリニックです。僕にとっては縁もゆかりもない場所でしたが、ここであれば開業資金を極力抑えつつ、一定の患者数と人材を確保した安定経営が見込め、さらにはかかりつけ医として地域医療にも貢献できると考えて、48歳のときに継承したのです。

しかし、その目論みは見事に外れました。

地域の人たちの目には、僕はなじみのある先生のクリニックを乗っ取ったよそ者、侵略者のように映ってしまったようです。さらには地元の役所やほかの医療機関とも習慣の違いから軋轢が生じてしまい、まさに「田舎の洗礼」を受けることとなりました。

とはいえ、開業したからには利益をあげなくてはなりませんし、僕がここでクリニックを畳んでしまったら、この地域の患者さんを診る医師がいなくなってしまいます。僕は総合診療医としてひたすら地道に「この地域のどんな患者さんにも真摯に向き合う」という姿勢を貫き、受け入れられるための努力を続けました。

多くの時間と努力を要しましたが、どんな患者さんでも受け入れるという信念のもと、コロナ禍で感染者を率先して診療したことも手伝って、少しずつですが地域住民の信頼を得ることができました。今では1日当たり50～60人の患者さんが訪れるようになり、地元に根差したかかりつけ医の一人になれたと自負しています。

地方で開業して確信したのは、総合診療を提供するクリニックの存在は極めて重要であり、今後も患者さんや地域に求められるものであるということです。地方での開業を軌道に乗せるには多くの挑戦と努力を要しますが、それは医師としてのやりがいを再確認し、自己成長する機会でもあります。

本書では、僕が地方での開業に踏み切った経緯と、縁もゆかりもない地域でいかにして信頼を得てきたのか、その一部始終を紹介します。良いことばかりでなく、苦労した面もリアルに伝えることで、実際に開業を考えている若い医師たちの参考になればと思います。

そして、これをきっかけに都市部と地方の医療格差をなくすために何ができるのか、どのように地域社会に貢献できるのかを自分なりに考え、地方開業を成功させる医師が増えてくれたなら、これほどうれしいことはありません。

縁もゆかりもない片田舎で僕がクリニックを開業した理由　目次

［第2章］　スタッフの退職、患者さんの離脱、地域医療機関からの村八分

都会からの新参者に突きつけられた現実

［序　章］

右肩下がりの診療報酬、都市部での競争激化若手医師の厳しい開業事情

クリニック経営難の時代に地方での開業を決めた僕

医師になった人が目指すキャリアはさまざまです。大きな病院で最新鋭の施設や設備を駆使して治療の最前線に立つ人もいれば、大学病院で教授になり出世街道を進む人、あるいは研究者としての道を歩む人もいると思います。そんななか、多くの医師が一度は考えるのが自分のクリニックを開業することです。

僕が子どもの頃は、開業医は長者番付で常に上位に位置している「開業医＝資産家」というイメージが強く、開業することはいわば成功の象徴のようなものでした。いつかは自分のクリニックを開業して一国一城の主として医師のキャリアを終えるというのは、ある意味、医師としての理想の一つだったともいえます。僕の周りの医師たちも、そして僕自身も、いつかは開業して自分のクリニックをもつことを人生の大きな目標にしていました。

しかし最近ではまったく状況が違ってきています。国の医療費削減策によってクリニックの経営環境は年々厳しくなっており、廃業に追い込まれるクリニックが増加しているのです。帝国データバンクの「医療機関の休廃業・解散動向調査（２０２１年）」によると、

［図表１］　医療機関の休廃業・解散件数の推移（業態別内訳）

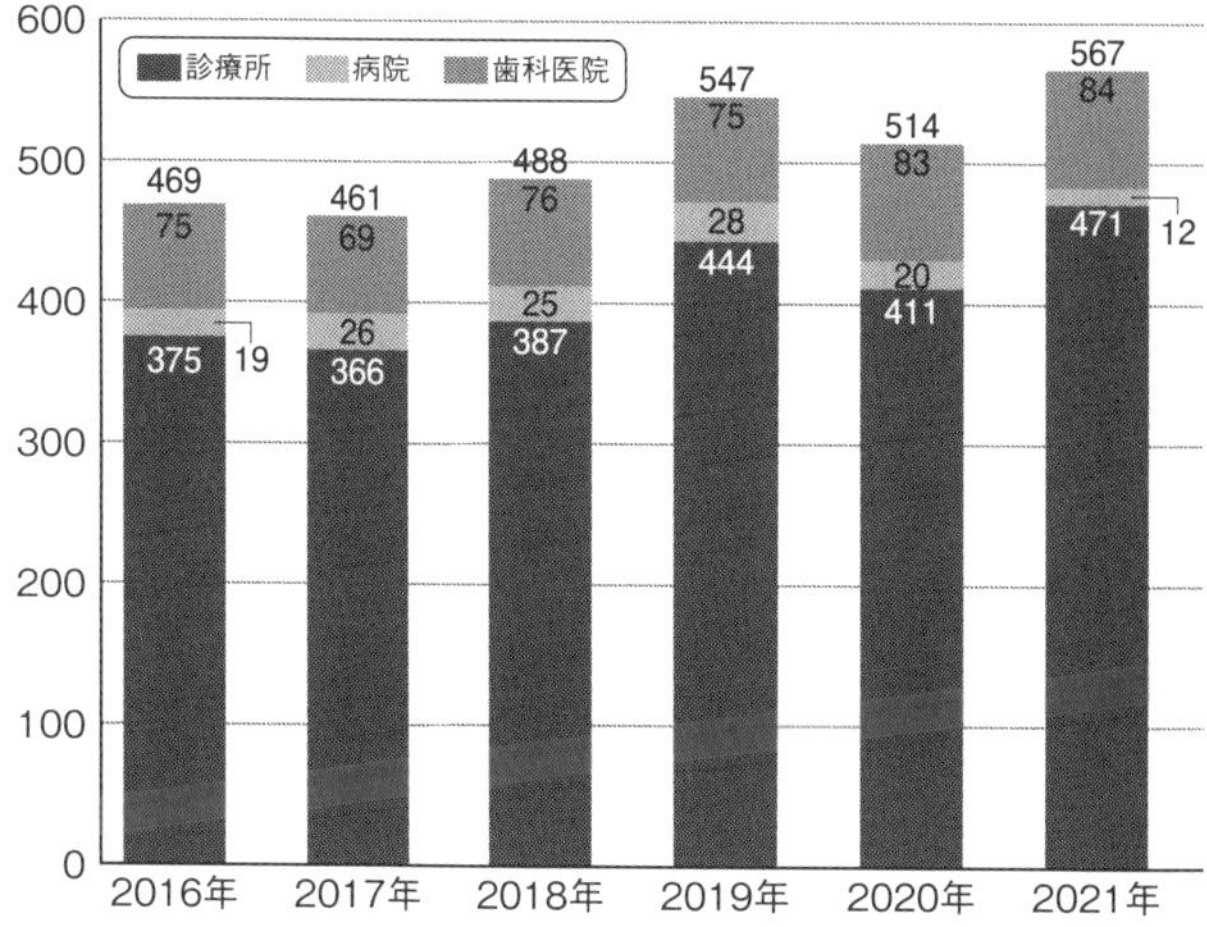

出典：帝国データバンク「医療機関の休廃業・解散動向調査（2021年）」

［図表２］　2022（令和４）年度一般診療所　原因別倒産状況

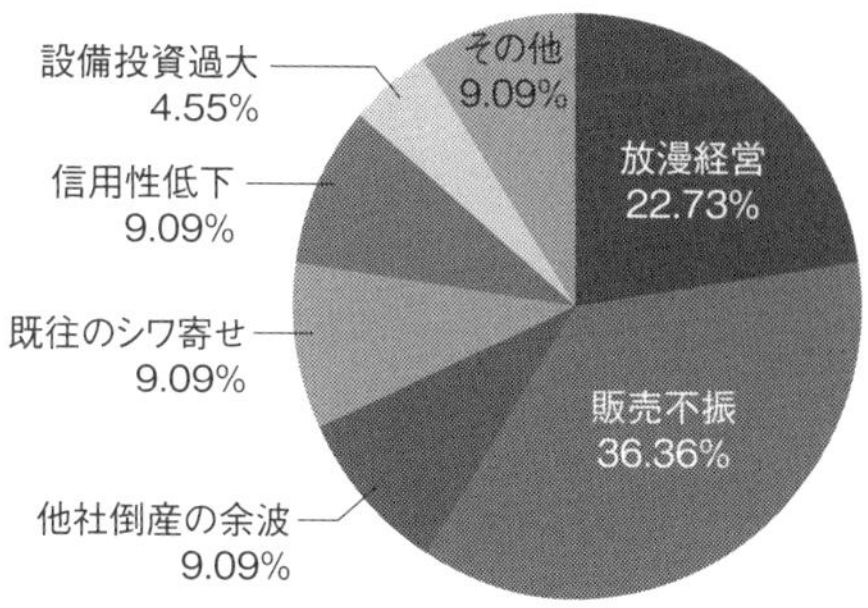

出典：東京商工リサーチ「2022年度の『診療所の倒産動向』調査」

休廃業や解散は567件であり、そのうち診療所（クリニック）は471件と過去最高を記録しました。また、倒産の原因は売上不振（販売不振）が約4割を占めており、患者さんが集まらなくて経営に行き詰まるクリニックが増えていることが分かります（東京商工リサーチ『2022年度の「診療所の倒産動向」調査』）。今や「開業すれば儲かる」という時代は終わりを告げ、生き残ることさえ難しくなっています。

僕自身、開業医になりたいという夢をもちながらも実際に安定した経営ができるか不安を感じていた一人です。もともとは大学病院に外科医として入局し、最先端の移植手術を手掛けてきました。さらに留学を経て移植医療の発展に邁進してきた結果、大学も脳死肝移植施設に登録されました。そうして外科医としてはやりきったという想いを抱き、次のステップとして開業医への道を意識するようになりました。

しかしそれまでは病院の方針でさまざまな科の診療を手掛ける半面、肝心の外科手術の執刀数も少なかったため、外科の専門医としては力不足だと思いました。そこで思い出したのが入局当初に研修で担当した救急センターの診療です。診療科にこだわらずあらゆる病状に対処しなければならない救急の現場は、大変ではありましたが非常にやりがいを感じていました。

そして考えた末に、開業するなら外科ではなく、あらゆる病気や症例の患者さんと密に触れ合い、総合診療ができる「かかりつけ医」になろうと決意したのです。それは医師を志したときから漠然と抱いていた、「町のお医者さん」として地域医療に貢献したいという思いの実現でもありました。

総合診療という言葉はまだ一般的にはなじみが薄いと思いますが、特定の診療科目に限定されずに、患者さんが抱える幅広い健康問題について対応する診療のことです。専門に特化した診療とは真逆で、どんな疾患もまんべんなく診ます。風邪や発熱はもちろん、高血圧、糖尿病、脂質異常症といった生活習慣病、さらには心の悩みや小さな怪我、皮膚トラブルまで、どんな疾患でも診るのが総合診療の特徴です。僕は患者さんがいつでも相談できて、地域で必要とされる総合診療医になることを最終的な目標にしていました。

しかし、いざ現実的に開業を考えたとき、ほかのクリニックと差別化できるほどの強みもない自分が、ライバルがひしめくなかで開業し、安定した経営をしていく自信はありませんでした。当時はまだ小学生の子どももおり、これから教育にもお金がかかります。将来のことを考えると、わざわざ開業せずこのまま大学病院勤務を続けているほうが楽かもしれないという考えもよぎりました。

加えて、たくさんの病院やクリニックがすでに飽和状態にある都市部では、総合診療を提供するかかりつけ医に対する需要は少ないと思いました。専門的なクリニックを使い分けながら、高度な医療を受けることに慣れている都会の患者さんからしたら、総合診療に対して必要性をそれほど感じてもらえないと考えていたのです。それ以前に、医療の提供が足りているところに、わざわざ僕が開業する必要性も感じられませんでした。

そこで、都会でなく地方で開業することを検討することにしました。地方では医療機関が都会ほど充実していません。少子化が進み人口は減少しているので、集患には苦戦しそうでしたが、高齢化が顕著な地方であれば、健康のことや生活のこと、なんでも相談できるかかりつけ医は必要なはずです。また、高齢者のなかには外出するのもままならない状況の人もいるため、内科、整形外科、眼科と、疾患の内容によって別々の医療機関に通うよりも、一つのクリニックですべて一度に診てもらえることをより望んでいるはずです。

患者さんがいつでも相談できて、地域で必要とされる総合診療医という存在にきっと需要があるに違いないと考えて、地方での開業に踏み切りました。

縁もゆかりもない地方での開業は、場所探しから開業まで、そして開業後も、その道のりは決して平たんではありませんでした。ただ、開業から約3年半が経ってやっと地域に受け入れられ、軌道に乗ったかなと思えるくらいには、クリニックとして安定してきたように感じています。今では心の底から、医師として地方での開業を選んでよかったという気持ちでいっぱいです。

右肩下がりの診療報酬により苦境にあえぐ開業医たち

開業したのちに経営が苦しくなるクリニックが増えている原因はさまざまですが、大きなものの一つに2025年問題を背景にした診療報酬の見直しがあります。2025年に団塊の世代である約800万人が75歳以上の後期高齢者になることにより、国民の約3人に1人が65歳以上に、約5人に1人が75歳以上となると予想されています。

さらに、社会保障費は140兆円を超え、医療費は約48兆円に達するといわれており、こ

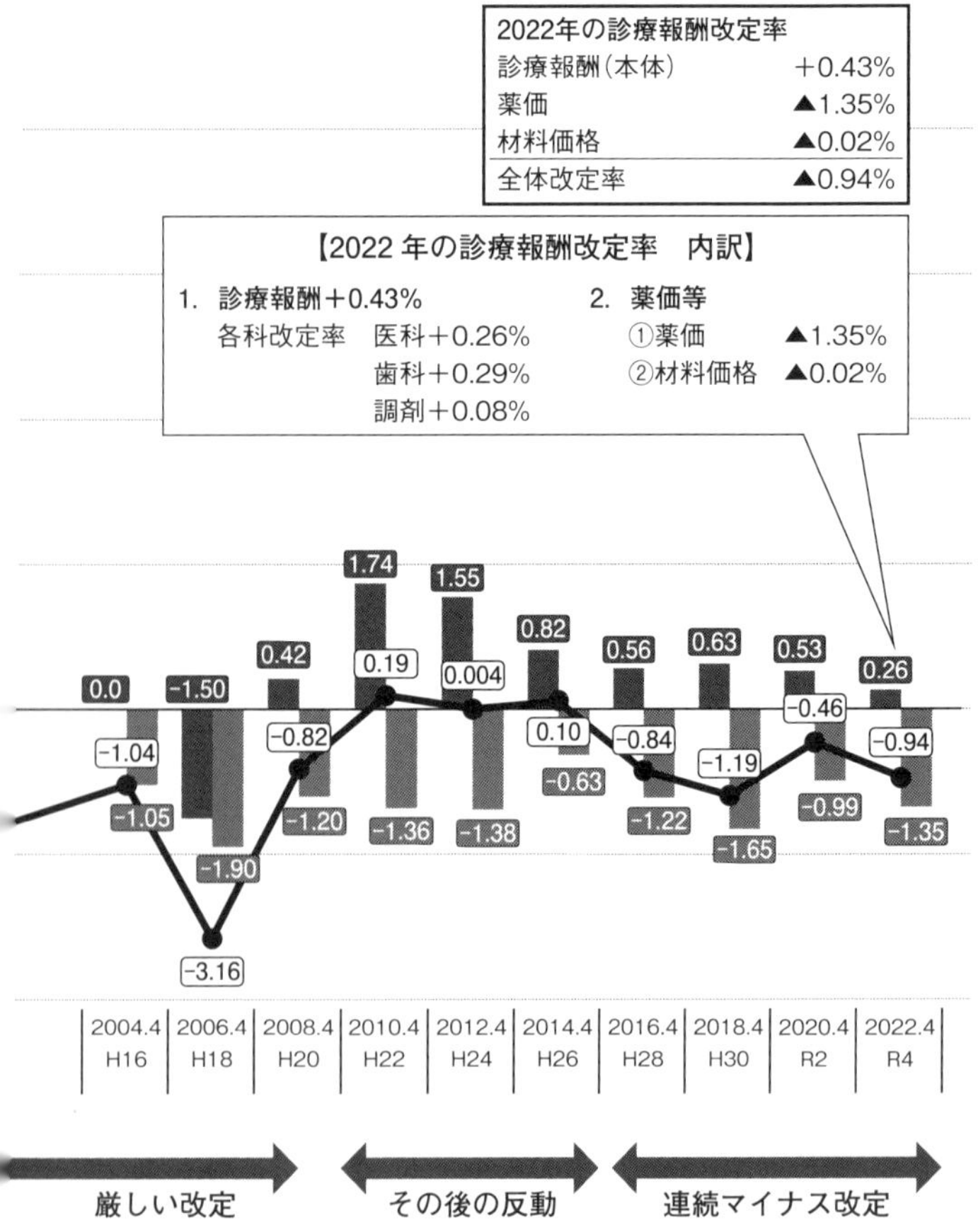

出典：デロイトトーマツグループ「2022年度診療報酬改定が病院経営に与える影響」

［図表３］　診療報酬改定率の変遷

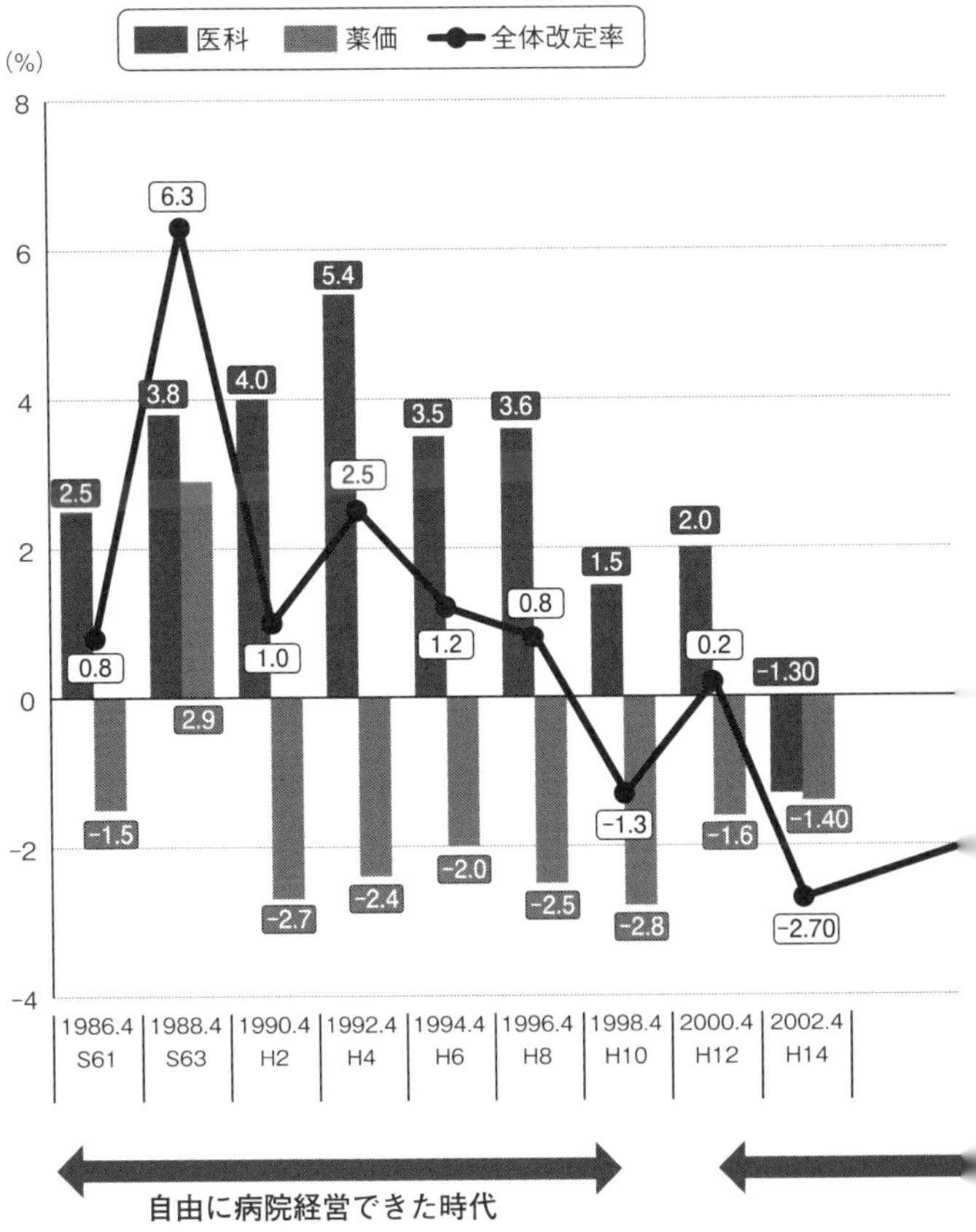

れは、2018年に比べて1・2倍にものぼる金額です。そのため、国は急速に医療費削減策を強化しており、慢性期病床の削減や、病棟の人員配置基準の見直しなど、さまざまな策に取り組んでいます。そのなかでも僕たち開業医に最も大きな影響を及ぼしているのが、診療報酬の見直しです。診療報酬は年々削減され、近年、右肩下がりの状態が続いています。

クリニックの基本的な収入は、「診療報酬×患者人数」で決まります。開業すれば、この収入から、看護師などスタッフの人件費や施設の管理費、医薬品、医療機器・機材にかかる費用などを賄ってクリニックを経営していくことになるのです。

診療報酬が減少すれば、開業医は患者数を増やすことでしか収入を増やすことができません。クリニック経営は、これまで以上に集患、すなわち「患者さんがどれだけ来院するか」が重要なポイントとなるのです。にもかかわらず医師数は増え続けており、一方で人口減少のため患者数は減っているのが現状です。

減り続ける患者数と増え続ける医師数

日本の医師の数は、1950年代以降、右肩上がりで増え続けています。2020年における全国の届出医師の人数は約34万人に達しました。2000年と比較すると約8万人も増えています。

また、医学部の入学定員数自体もここ数年、増加しています。2007年には7625人だった定員数は、2020年には約9330人と、1705人も増えています（令和4年版厚生労働白書）。

医師の数が増え続ける一方で、人口減少が止まる見込みはありません。2020年の医師の需給推計によると、早ければ2029年、遅くとも2032年には医師需要が均衡し、その後は供給超過になると予測されています。

患者さんの人数は少なくなるのに、医師の人数が増え続けています。これは開業すれば常にライバルと競い合わないといけないということです。だとすれば、これからは医師としての質を高め、技術を高めなければ患者さんに選ばれない時代となるのです。

都市部も地方も開業するのはリスクが高い

人口が多い都市部は、開業するには魅力的に思われがちですが、みんな考えることは同

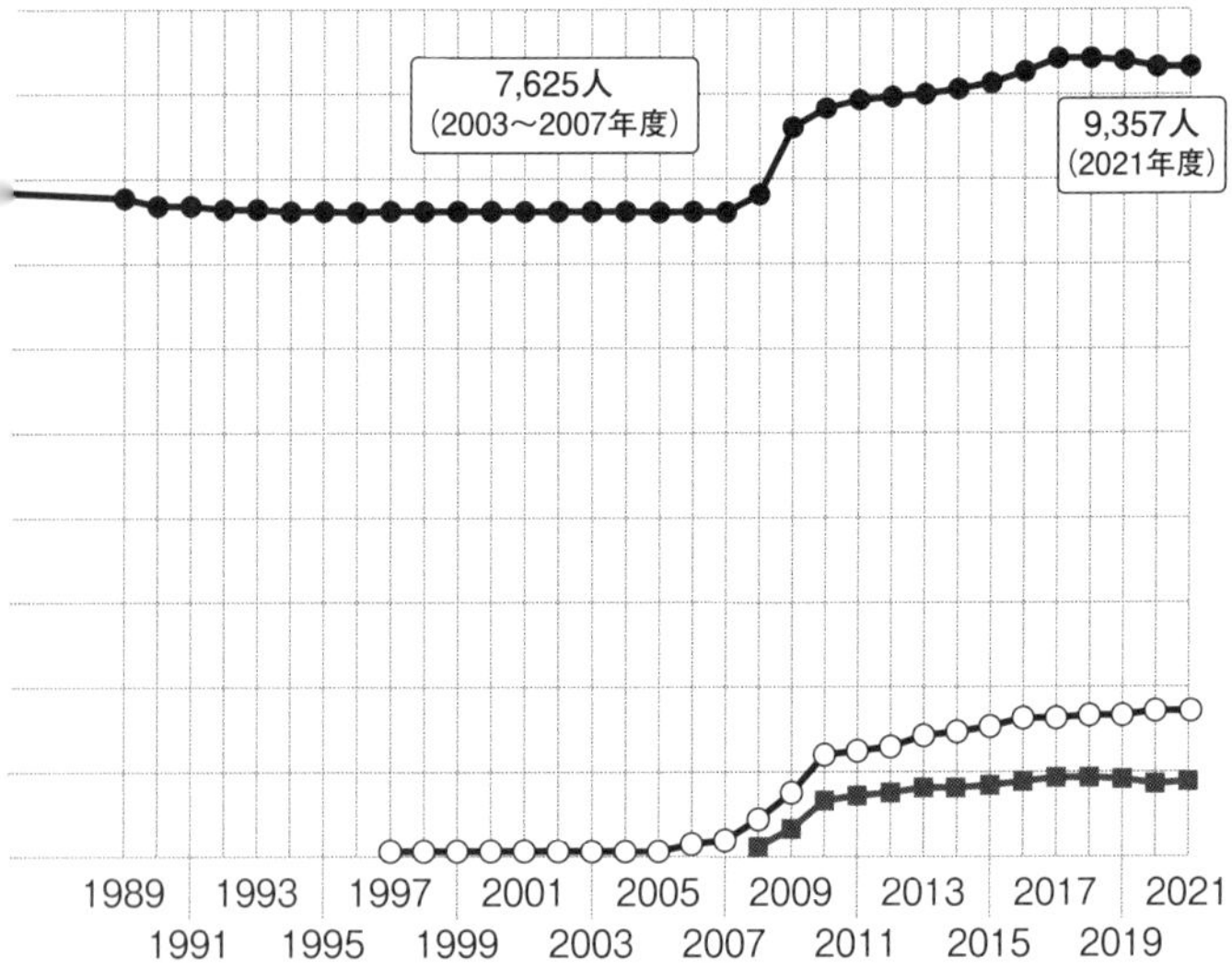

	2012	2013	2014	2015	2016	2017	2018	2019	2020	2021
	8991	9041	9069	9134	9262	9420	9419	9420	9330	9357
	8868	8918	8946	9011	9139	9297	9296	9297	9207	9234
	1304	1406	1450	1531	1627	1645	1674	1687	1695	1723
	14.7%	15.8%	16.2%	17.0%	17.8%	17.7%	18.0%	18.1%	18.4%	18.7%
	731	770	794	858	886	904	903	904	840	865
	8.2%	8.6%	8.9%	9.5%	9.7%	9.7%	9.7%	9.7%	9.1%	9.4%

令和4年版厚生労働白書をもとに作成

[図表4]　令和2年度　医師の需給推計

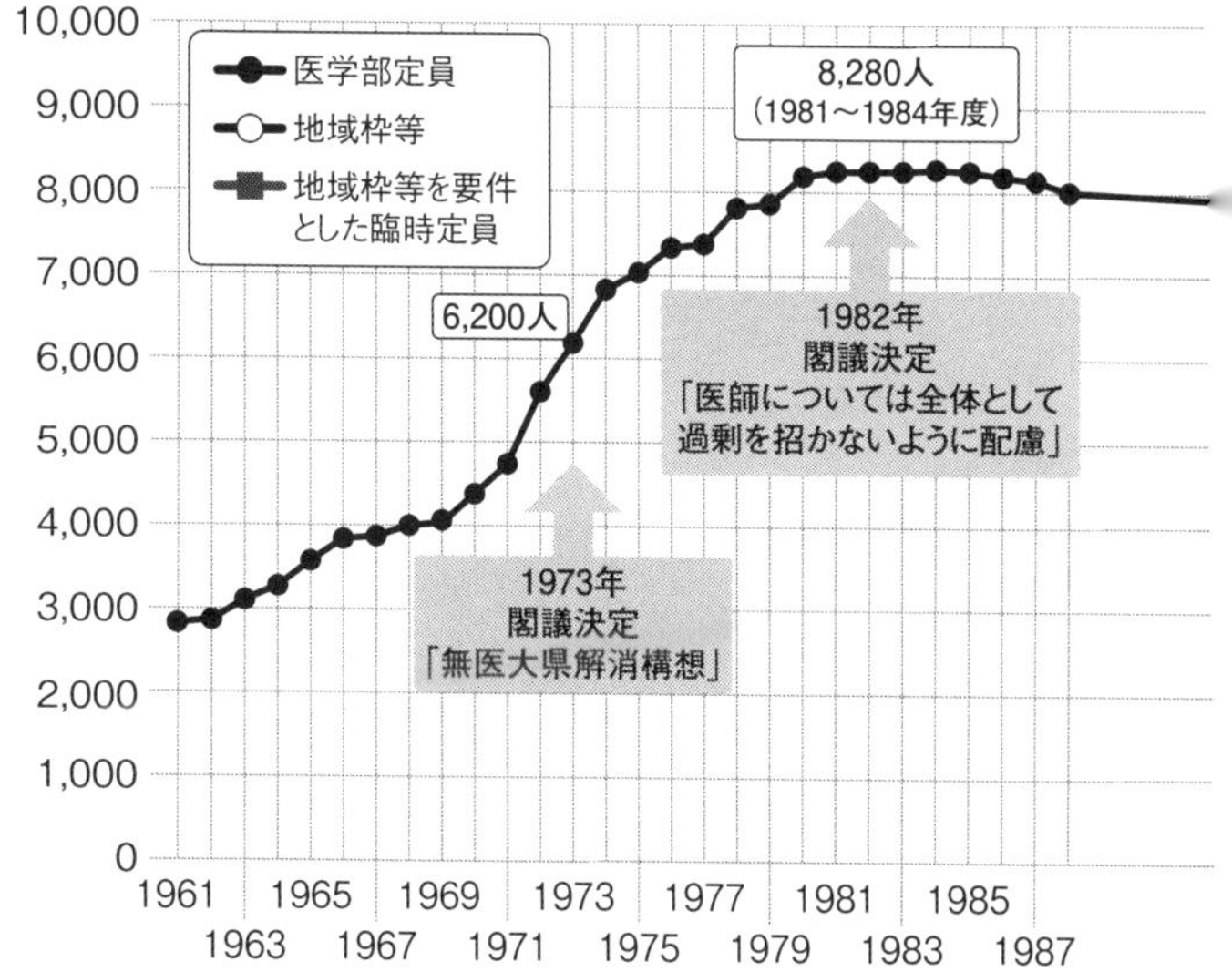

	2007	2008	2009	2010	2011	
医学部定員	7625	7793	8486	8846	8923	
医学部定員(自治医科大学を除く)	7525	7683	8373	8733	8810	
地域枠等	173	418	736	1186	1242	
地域枠等の割合	2.3%	5.4%	8.8%	13.6%	14.1%	
地域枠等を要件とした臨時定員	0	118	304	617	676	
地域枠等を要件とした臨時定員の割合	0%	1.5%	3.6%	7.1%	7.7%	

資料：厚生労働省医政局医事課において作成。
(注)「地域枠等」及び「地域枠等を要件とした臨時定員」の人数について、文部科学省調べ。
自治医科大学は、設立の趣旨に鑑み、「地域枠等」からは除く。

じなので結果として多くの医師が都市部での開業を望み、競争が激化しています。特にアクセスの良い駅周辺では、内科、整形外科、眼科、皮膚科といったさまざまな専門のクリニックがひしめき合っています。場合によっては、同じ科のクリニックが同じエリアに何軒も存在することもあります。「アクセスの良い都会なら患者さんが集まるだろう」と考えて安易に都市部で開業すると、結果的に周囲のクリニックとの過酷な競争に巻き込まれてしまいます。

例えば、高級住宅地の駅前に開業した内科のクリニックが、予想に反して患者さんが集まらず、赤字経営になってしまったという話を聞いたことがあります。1日40人の患者さんを見込んでいたのにもかかわらず、近くには別の内科クリニックも多かったため、思ったよりも集患ができず実際は15人ほどしか来院しなかったそうです。立地条件がいいだけに土地代は高く、また富裕層を狙って内装にも経費をかけたこともあり、初期費用は軽く1億円は超えていたと聞き、僕はそんなに高いのかと驚きました。ローンを返しながらスタッフの人件費を払わなければならず、なんとか患者さんを増やしたいと広告も打ったけれども、残念ながら効果はなかったそうです。患者さんは通いなれたクリニックと比べてメリットがなければ、なかなか新規の医療機関には移りません。駅前で便利、豪華だとしても、それだけで予想どおりの人数の患者さんが来るほど甘くはなかったのです。

競争相手が多い都市部で生き残るためには、クリニックならではの特徴を打ち出すことが不可欠です。例えば、糖尿病に特化した内科、胃カメラに特化した消化器内科など、需要の高い診療科目で専門性を高めるといったことも一つの方法です。または、365日休まず診察したり、夜間対応を行うオンライン診療を取り入れたりするなどの利便性をアピールすれば、患者さんから選ばれやすくなります。いずれにせよ、いかにほかのクリニックと差別化するかが重要になってきます。

では、地方ではどうなのかというと、町には総合病院がたった一つしかなく、クリニックも数軒しかないという地域もあります。ライバルは少なく、土地代・家賃などの固定費も低く抑えられるので、一見、比較的開業のハードルは低そうにみえます。しかし、地方では人口の流出が進み、少子高齢化による人口減少は都会よりも進んでいます。仮に競合する医療機関が少ないとしても、患者さんはどれくらいいて、本当に集められるのか、よその地域からやってきた新参者が地方で受け入れられるのか、クリニックで働くスタッフは確保できるのかなど都心部とはまた別の問題が浮上します。

かつては開業すれば患者さんの治療に専念するだけでよかったのに、現代の開業医はそうはいきません。集患や採用、スタッフの教育など経営手腕が求められます。

今の時代、資金も経験も少ない若手医師にとって、開業医になることはリスクが高く、勤務医のほうがずっと安定しているように思えます。医療に貢献したいという思いがあっても、あえてリスクを取ってまで開業医になることをためらってしまっても不思議ではありません。

地方で働く医師はなぜ減少しているのか

日本全体では医師の数が増えているのにもかかわらず、その一方で医師不足も深刻な問題として叫ばれています。これは都市部に医師が集中し、地方には少ないという地域偏在が生じているからです。地域によっては医師が不足し、十分な医療が提供できないのが今の日本の現状です。

地域ごとの医師の偏りを示す「医師偏在指標」というものがあります。数字が大きいほど医師が集中していることを表しますが、東京都の平均は332・8です。これに対して、僕がクリニックを経営している秋田県の平均は186・3と東京都の半分にとどまっており、「医師少数県」とされています。

このような地域偏在の原因として、2004年に開始された新臨床研修制度が指摘されています。以前は大学医局から医師が地域に派遣されることで地域医療が支えられていたのですが、新臨床研修制度のもとでは医局から地域への医師派遣が減少してしまったのです。

新臨床研修制度は、医師が将来どの診療科を専門にするかにかかわらず、多様な診療科で基本的な診療能力を身につけることを目的として導入されました。この制度により、医師は2年以上の初期臨床研修を受けることが義務づけられることになります。以前は、ほとんどの医師が卒業した大学の医局で研修を受けていましたが、新しい制度では公的なマッチング機構を用いて自分の希望する病院で研修を受けることが可能になりました。

すると、多くの医師がより臨床経験を積むことができる民間病院などを選ぶようにな

［図表５］　都道府県ごとの医師偏在指標

都道府県	指標値	順位
北海道	224.7	29
青森	173.6	45
岩手	172.7	46
宮城	234.9	22
秋田	186.3	41
山形	191.8	40
福島	179.5	43
茨城	180.3	42
栃木	215.3	32
群馬	210.9	34
埼玉	177.1	44
千葉	197.3	38
東京	332.8	1
神奈川	230.9	26
新潟	172.7	46
富山	220.9	30
石川	272.7	7
福井	233.7	24
山梨	224.9	27
長野	202.5	37
岐阜	206.6	36
静岡	194.5	39
愛知	224.9	28
三重	211.2	33
滋賀	244.8	16

都道府県	指標値	順位
京都	314.4	2
大阪	275.2	6
兵庫	244.4	17
奈良	242.3	19
和歌山	260.3	10
鳥取	256.0	13
島根	238.7	21
岡山	283.2	4
広島	241.4	20
山口	216.2	31
徳島	272.7	7
香川	251.9	15
愛媛	233.1	25
高知	256.4	12
福岡	300.1	3
佐賀	259.7	11
長崎	263.7	9
熊本	255.5	14
大分	242.8	18
宮崎	210.4	35
鹿児島	234.1	23
沖縄	276.0	5
全国	239.8	—

■ 医師多数（244.8以上）
□ 医師少数（215.3以下）

※「医師確保計画を通じた医師偏在対策について」（医療従事者の需給に関する検討会 第35回医師需給分化会、令和2年8月31日、参考資料3）をもとに作成。
（指標値が同じ場合は、同順位とした）

出典：ニッセイ基礎研究所「医師の需給バランス　2022－医師偏在是正のためにどのような手立てが講じられているか?」

り、大学病院に進む医師が減少してしまったのです。これにより、医局は深刻な医師不足問題に直面し、それを解消するために地方の関連病院に派遣していた医師を呼び戻して、派遣人数を減らすことを余儀なくされました。

以前は、医局から地方に医師が派遣されることで、地域医療を支える医師を補っていたのですが、新制度により医局から派遣される医師が激減したことで、地域医療における医師不足が生じる結果となったのです。

広がり続ける都市と地方の医療格差

地方では町に総合病院が一つ、その周りにクリニックが数軒しかないといった状況が多いなか、地域クリニックで対応できない重症の場合は総合病院に紹介されることになります。しかし、総合病院の診療科や診療時間は限られており、専門医が1週間に半日しかいないなんてことも少なくありません。例えば、整形外科や消化器科は午後に手術や検査があるため午前中のみの診療で小児科、産婦人科、皮膚科、眼科などといった専門に特化している科は週に数回と限られていることも珍しくなく、医師は外部から出張という形で派遣されてくるなどといった状況です。脳卒中や心筋梗塞を疑うような緊急のときでも脳神経科、循環器科がなければ対応できなかったり、そのときに専門医がいなければ対応が遅れたりするということが起きています。

さらに、病院運営の効率化という名のもと、人口の少ない地域の病院はほかの病院との統廃合が進んでいます。病院はどんどん患者さんの自宅から離れたところに移ってしまう傾向にあるのです。地方では少子高齢化の影響で、あらゆる産業で人手不足が起きています。バスやタクシーなどの運転手も足りず、通院のための移動手段を見つけるのも難しい事態が発生しています。救急の際にも、病院に行くまで非常に時間がかかり、都市では助かったであろう命が、地方では助からないということも起こっています。

また、医療の発展に伴い高度な技術や深い知識が求められるようになり、専門化の動きが加速してきたこともあります。疾患を幅広く診ることより、深く専門を極めることのほうが医師として優れているという価値観が醸成され、専門医制度も導入され、専門医の資格を取ることが医師のステータスにもなってきています。

こうして専門化が進むなか、幅広く患者さんを診ることのできる医師は減ってしまいました。地方においても、昔からある近所の医院のようになんでも診る医師はもう少なくなってしまったのです。このような医師の地域偏在や診療科偏在については国も対策をとっています。

各大学や各都道府県では医師不足が深刻な地域において、卒業後、規定の年数はその地域で働くことを出願条件にしている「地域枠」という仕組みを設定しました。医師少数区域を解消する取り組みです。

また、シーリング制度といって、診療科ごとに医師が過剰と考えられる地域で専攻医の数を制限することも行われています。2018~2019年は東京・神奈川・愛知・大阪・福岡といった5都市でシーリングがありました。これらの対策の効果が出ればよいのですが、医師の数が増えるだけでは現場では医師不足の状態が続くだけです。勤務がきつく責任が重い診療や地方の病院には相変わらず医師が集まらず、住みやすく便利な都市で、比較的負担の少ない診療科を選んで開業する医師が増え続けると考えられます。実際には医師の人数は十分にいるのに、適切な場所に配置ができていなかったり、専門性が進みすぎていたりするのが現状だと思っています。

日本では国民皆保険制度があり、住んでいる地域に関係なく、誰でも平等に医療を受けることができるといわれています。しかし、このように地域によっては医師が不足し、医療機関の規模や設備に差があることも多く、診療科やクリニックの数が足らず患者さんにとっては選択肢がありません。

僕は地方で開業する医師が増えれば、日本が抱える医療格差問題の解消につながるのではないかと考えています。もし、これから開業を考えている医師がいたら、すでに医師や病院が足りている都市でわざわざ開業する必要は本当にあるのか、考えてほしいと思います。

地方で開業するまでには、物件探しからスタッフの確保など地方ならではの課題がありますが、解決方法の一つに継承開業という手段があります。この方法はまだそれほど広く知られておらず、手続きでも複雑な面がありますが、それを上回るメリットはたくさんあります。僕は秋田の田舎で開業しましたが、継承開業でなければ開業はできていなかったと思います。

クリニックの院長の高齢化に伴う後継者問題など、継承開業に対する注目は高まっており、今後この開業方法はますます増えていくのではないかと思っています。

［第1章］

開業資金を極力抑え、集患も見込める地を模索 縁もゆかりもない片田舎での継承開業を決意

外科を目指すきっかけになった心臓移植のニュース

２０２０年9月、僕は48歳で縁もゆかりもない秋田の片田舎でクリニックを開業することができました。大学病院を辞め、この地で50年以上続いてきた小さな医院をＭ＆Ａで継承し、念願だった自分のクリニックを開業したのです。

僕は１９７2年に、岩手県の盛岡市で生まれました。家族は外科医である父、専業主婦の母、弟、妹の5人で、僕が幼稚園のとき、父親の転勤により家族で山形県の自然豊かな町に移り住みました。父は大学病院の勤務医として多忙な日々を過ごしていましたが、僕が小学生の頃に、祖父が持っていた土地でクリニックを開業しました。

そんな子どもの頃のことです。テレビで、日本初となる心臓移植手術を取り上げた番組が僕の目に飛び込んできました。扱っていたのは１９６８年にあった和田心臓移植で、世界でも症例が30例ほどしかないなか、札幌医科大学の和田寿郎医師が執刀しました。しかし、レシピエントの男性が術後数カ月で死亡します。その後、ドナーは本当に脳死だったのか、レシピエントは本当に移植が必要な状態だったのかなど、社会的にも大きな話題となりました。

僕が生まれる前に行われた手術でしたが、その後も何度かテレビで取り上げられていました。当時、医療の詳しいことは何も分かっていませんでしたが、人から臓器を取り出し別の人に移すことができること、それによってこれまで助からなかった命を救うことができるかもしれないことに衝撃を受けました。子どもながらに、「移植手術ってなんてすごいんだ」と、憧れに近い気持ちを抱いたのです。

しかし、日が経つごとにそんなこともすっかり忘れ、中学ではスポーツや趣味などに明け暮れて過ごしました。高校に進学すると大学進学や将来のことも徐々に考えるようになりました。ところがふとしたときに、テレビで見た移植手術への憧れを思い出したのです。また、父のような開業医になれば地域の人と密に関わりながら、命を助ける仕事に携われるかもしれない、そんな思いが重なって、僕は医師になることを決めました。

大学で肝臓移植手術ができる環境を実現

岩手医科大学を1999年に卒業後、同大学の外科学第一講座に入局しました。まずは外科医としてたくさん手術をして、一人でも多くの人の病気を自分の手で治したいと思ったのです。

入局後3年間は、外科のなかにある食道、胃、大腸、肝臓、救急センターなどのグループを数カ月単位でローテーションしながら研修を受け、技術を習得する日々でした。なかでも救急センターでの研修は同僚より長く配属されました。救急で搬送されてくる患者さんはどんな疾患でも、どんな状態であれ全例、対応するよう厳しく指導されました。消化器、循環器、脳神経、整形など、すべての患者さんを診ていた時期があったため、全身管理など外科領域にとらわれず一人の患者さんを総合的に診る視点はこの時期に身につけることができました。その後、僕は「肝臓・胆囊・膵臓（肝胆膵）グループ」に所属することになります。

そのときはまさか自分が移植手術に関われるとは思ってもいませんでした。当時はまだ岩手医科大では移植手術は行われていなかったからです。ところが、新しく来られた教授が「生体肝移植を立ち上げる」ことを目標に掲げていたのです。僕が以前から移植に関心があることを伝えると、生体肝移植の立ち上げを一緒にやらせてもらえることになりました。大学内で肝移植に関する勉強会の立ち上げや学内倫理委員会の準備、学内外の移植に携わる各分野の方々（事務、看護部、検査部、病理検査、移植コーディネーターなど）と積極的に関わりました。肝移植を数多く手掛けている京都大学に研修にも行きました。

そして2007年に、岩手県初となる生体肝移植手術が実施されました。医局はもちろん、看護部や検査部、他科も含めた病院全体の一大イベントであり、僕は後輩とともに参加しました。その後、大学では生体肝移植の手術数は順調に増え、これまで救うことが難しかった重症患者の命をつなぐことができるようになっていきました。僕もその一員として貢献できていることが本当に喜びでした。

そんなとき、教授から「アメリカで脳死肝移植を見てこないか?」と声をかけられたのです。大学として次は脳死肝移植の実施を検討しているというのです。脳死肝移植こそ、僕が子どもの頃に衝撃を受けた手術であり、医師を目指すきっかけになったものです。僕はその話にすぐに飛びつき、アメリカへと渡りました。

最初の1年はフロリダ大学で基礎研究をしながら、脳死肝移植をしている先生のもとで勉強をしていました。しかし、基礎研究の分野ではなかなか成果を出すことが難しく、もともと興味のあった臨床の経験を積みたいと思うようになり留学の延期を強く要望したところ、マイアミ大学での研修を認めてもらうことができたのです。マイアミ大学は、世界一の脳死肝移植の症例数を誇ります。重症な患者さんが毎日、次々と運び込まれ、脳死肝移植が小児から高齢者まで行われています。そこで執刀する日本人の先生のもとにつき、さまざまな症例を目にしては、夢中で知識を吸収する日々でした。そこで得た経験と知見をもとにして、移植後の、難しい腹部閉鎖のための外科技術に関して執筆した論文が国際医学雑誌の表紙に採択されるなど、脳死肝移植にどっぷりつかることのできたこの期間は、僕にとってまさに夢のような時間でした。

帰国後は、大学が脳死肝移植施設に登録されるための立ち上げに奔走することになります。脳死肝移植の登録施設になるためには、生体肝移植の実績報告や学内倫理委員会の資料、肝臓内科、病理や検査部門との連携、説明同意文書、病院体制と看護体制の確認などの条件が必要で、それらの資料集めや申請手続きをしたり、移植コーディネーターとの連携や院内外勉強会を開催したりするなど準備を進めていきました。もちろんこれらは一人でやっていたわけではなく、後輩が生存率の計算など一部を担当してくれました。

こうして僕の仕事は手術で執刀するというより、脳死肝移植の立ち上げやドナーとレシピエントの術後管理など徐々にバックサポート的な役回りへと移っていきます。外科医として手術にもっと携わりたいという歯がゆい気持ちはありました。しかし、自分が大学で肝移植ができる環境の導入に貢献できたことには、大きな達成感がありました。

開業を本格的に意識するようになったのはこの頃です。大学が脳死肝移植施設として認定され、手術や管理体制もスムーズに回り出し、僕の役割も一区切りがつこうとしていました。このまま大学病院に残っても、今のポジションでは手術をするチャンスは巡ってこないことも想像できました。大学病院で自分のできることは、やりきったと思うようになっていたのです。

２０１１年、38歳になっていた僕はいよいよ開業の準備を始めるときが来たと思いました。

総合診療ができるかかりつけ医への第一歩

街中には、内科、整形外科、眼科、泌尿器科、皮膚科、呼吸器科、耳鼻科など各専門のクリニックが点在し、さらに内科であっても糖尿病に特化した内科、胃カメラに特化した消化器内科など専門性を競い合うようにクリニックが存在しています。さらに大きな病院もあり、医師が溢れています。

そんなところに僕が開業して何ができるだろうと考えました。僕は外科医でしたが、外科の専門医として開業するとなると肛門科やヘルニア（脱腸）疾患など診療分野がかなり限られており難しく思えました。また、入局後にさまざまな臓器別グループで研修したなかでも、救急センターでの研修は非常に大きく印象に残っていました。

救急センターには怪我をした人、ぐったりした子ども、胸腹部に強い痛みを訴える人など多岐にわたる症状の患者さんがやって来ます。センターの医師は消化器、呼吸器、循環器、脳神経などあらゆる診療科に精通しなければやっていけません。

また当時、救急センターで3次救急医療体制をとっている病院は少なく、県内はもちろん、県外からも重症患者が搬送されてきました。僕は外科所属ではありましたが、疾患に関係なく搬送されてくるすべての患者さんの診察にあたるよう指導を受けており、24時間体制で従事し寝ることも制限され、3カ月で家に帰ったのは1回程度という厳しい状況でした。しかし、今思い返してみると、生活すべてを救急センターでの勤務に懸けていたこのときの経験が僕の総合診療の基盤となっていることは間違いありません。

実際、僕も集中管理や全身管理、また肝胆膵や移植手術後管理の豊富な経験を積み、合併症が起きたり、具合が悪くなったりしたときの対応や皮膚や呼吸器・循環器のトラブルへの対処ができるようになりました。その経験も活かすことを考えると、日々の診療を通して患者さんと密に触れ合える、かかりつけ医、特に総合診療医という選択肢が見えてきました。

そもそも僕は医師になったときから、「かかりつけ医」になりたいという思いを抱いていました。もっとも当初は漠然としたもので、その頃は外科医として移植手術への興味が勝り、その道に邁進していました。しかしいざ自分が開業医となることを意識したときに、患者さんをまんべんなく診る総合診療医ならやっていけるのではないか、開業するならどんな疾患にも対応する総合診療を提供したい、次第にそんな思いが強くなっていったのです。

辞められない医局

「かかりつけ医」として総合診療を行うためには、内科的領域の知識と経験が不可欠です。これまで術後管理などで患者さんの全身を診てきた自負はありましたが、内科領域についてもさらに経験を積む必要があると感じました。そこで、大学病院を辞め、内科系の病院への転職を検討し始めました。

しかし、この決断には大学の医局に勤める医師なら誰もが経験するであろう大きな壁が立ちはだかることになります。

どうやって大学の医局を辞めるのか――。

これは開業を目指している医師にとって最大の関門かもしれません。医師が医局を辞める際に、強く慰留を求められるケースや、トラブルとなって喧嘩別れとなるケースは少なくありません。辞めてから、転職先やほかの医療機関に圧力をかけられるといった話も実際に聞きます。

僕は可能な限り穏便に退局できるよう、早期に教授に意思を伝えることにしました。早く伝えることで、退局後の医局人事調整がスムーズになると考えたからです。

教授秘書に教授との面談を入れてもらった日、僕は深呼吸して教授のオフィスに向かいました。

「教授、お話ししたいことがあります。ずっと考えてきたのですが、実家のクリニックを引き継ぎたいと思っています。そこで、医局のほうを……」

僕の声は期待と不安が入り混じっていました。この一言が僕の医師としての新たな一歩になるからです。ところが、教授は僕がすべてを話し終わるのを待たずに、こう答えたのです。

「ああ、いいよ。じゃあ、医局長と今後のことを相談しておいて」

予想に反した返事に驚きを隠せませんでしたが、教授に頭を下げて早々と部屋をあとにしました。そのまま医局長に会いに行き先程の話を伝えると、「教授の許可が出たのなら」と医局長からも退局の許可が下り、僕は思っていたより事態がスムーズに進んだことに、ほっとしていました。

ところが、安堵したのもつかの間、翌日に教授から「やっぱり、(退局の話は)ダメになったから」と電話が入ったのです。

なぜ一度はOKしたのに許可が取り消されたのか、今となっても理由はまったく分かりません。しかし、退局の大変さやトラブルは前述のとおりよく耳にしてきました。当時の僕に医局や教授に逆らうことはできません。

やはり、すんなりとは出してもらえないのかと、肩を落とすしかありませんでした。医局は慢性的な人手不足に悩んでおり、簡単に退局を許可するわけにはいかないのでしょう。もし、許可すれば、ほかの医局員にも示しがつかなくなります。

すぐに退局の了承を得られないことは予想していましたが、退局までは困難な道のりに思えました。しかし、時間をかけて着実に退局の意思を伝え続ける決意をしたのです。

その8カ月後、教授との定期的な面談で、僕は再び話を切り出しました。

すると、今度はOKが出たのです。この8カ月の間に、医局の後任人事になんらかの動きがあったのかもしれません。ただし、いきなり医局を辞めるのではなく、関連病院に出てもらうからという指示はありましたが、とにかく退局の承諾をもらえることができました。

総合病院への派遣

その後、僕は盛岡にある総合病院の外科へ派遣されることが決まりました。

ここでしばらく修業をしてこいということだったのか、明確な意図は説明されませんでしたが、どんな意図があろうとも僕には従う以外の選択肢はありません。医局や教授の立場からすれば、医局員が退局するというのはデメリットこそあれ、メリットはありません。わざわざ積極的に勧めるものではないのです。僕のケースは、退局に時間がかかる典型的な例の一つかもしれません。

異動先で何年働くことになるのか。また、医局に戻ることになるのか。それとも辞められるのか――。

先のことは何も分かりませんが、落ち込んでばかりもいられません。僕の目標はあくまで開業して地域に総合医療を提供することです。

その意思はこの時点でも、ブレることはありませんでした。

そこで、総合病院に赴任すると同時に、内科でも経験を積ませてもらえるよう、直談判をしました。その結果、外科をしながら内科の検査や外来もやらせてもらえることができたのです。内科の先生方の診療に同席して教えを請い、診断技術や内視鏡やエコーの検査技術といったスキルのコツをつかんでいくことができました。

結果的にこの病院での経験は貴重な開業準備となりました。

また、外科ではかねてより興味のあったロボット支援手術を行う許可がとれました。

導入したのは、鏡視下手術の内視鏡カメラをサポートする単純構造のアーム型ロボットです。内視鏡手術は、術者のほかに内視鏡カメラを操作する助手が必要です。助手は手術の視野をコントロールする重要な役割を担っていますが、それをロボットにさせるのです。音声でコントロールできるため術者が直接指示を出してロボットを操作することができます。自分の見たい場所に合わせて左右上下にカメラを動かしたり、ズームイン・ズームアウトさせたりすることが可能です。音声コントロールなので術者は両手足を自由に動かすことができ、手術操作の制限がありません。

10年以上前からさまざまなタイプのロボットが出ていましたが臨床で使われることはほとんどありませんでした。一度大学病院で使うことを提案したこともあったのですが、「適応外」と言われ残念な思いをしました。しかし、総合病院で自分のしたいことができるようになったので早速導入したのです。

このようなロボット手術は適応範囲が限られるものの、地方の医師偏在や医療格差の問題解消にもつながります。「医療機関や医師が少ない地方で開業したときに導入できるかもしれない」そんな期待を胸に抱きながら、ヘルニア修復手術や胆嚢摘出手術などロボット手術の実績を多く積み、積極的に学会発表しました。

大学病院での反応と同じように国内での反応は今ひとつでした。しかし、メジャーではなく誰も手を出していない分野であったのですぐに国内での手術実績はトップとなりました。実績がトップであるうちに形に残したいという気持ちから、海外での学会発表をして英文論文も仕上げました。その英文論文がアメリカでロボット医療機器を専門に研究している准教授の目に留まり、出版社から原稿依頼が来て専門書の出版につながったのです。大学病院に勤めていなくても、業績が残せたことは誇りを感じています。

しかし、病院の先生方にとって、僕のように突然大学病院からやって来た医師が、内科の検査方法を学びたい、やれロボット手術がしたいと言い出したわけですから、かなりの厄介者だったと思います。将来的にこの病院にとどまるか分からない外科医に内科をゼロから教えるのはストレスだったことでしょう。この状況に対して申し訳ないと感じると同時に、僕自身も焦りを感じるようになっていました。

そんなときです。教授が突然退職するという話が飛び込んできたのです。教授が退職したことで、僕は医局人事のしがらみから離脱することができました。これまで医局の顔色を気にして総合病院での勤務を続けてきましたが、自分の思うタイミングで、総合病院を退職することができたのです。

こうして開業の準備を進めたうえで医局を辞め、総合診療ができるかかりつけ医への道を歩み始めました。

開業地を探すためにコンサルティング会社に登録

２０１９年春、僕は新たな気持ちで開業地探しを本格的に開始しました。

まずは、医療専門のコンサルティング会社４～５社と、開業支援部門のある銀行に登録をしました。登録をすると、ネット検索で開業向けの土地や建物などの案件を見ることができます。

いくつかの会社とやり取りしていたのですが、コンサルタントからはいつも「どんな診療理念があるのですか」と聞かれました。開業するには理念が欠かせず、「何がやりたいのか、どういうことを大切にしているのか。それに合わせて継承物件を探します」というのです。

ところが僕は、そう聞かれるといつも言葉につまってしまい、とても困ったものです。

総合診療をしたいという強い思いはありましたが、いざ理念はなんだ、強みはどこだと聞かれると、しどろもどろになってしまうのです。かかりつけ医が総合診療をするのは、ある意味当たり前だと思っていたので、当時はこれが理念といえるほどのものにも思えませんでした。また、何かの専門に特化して成功したいといった大それた野望もありません。性格的にも事前にガチガチに固めて計画的に実行に移すというより、大きな方向さえ決まっていればなんとかなるだろうと楽観的に考えるタイプでした。

しかしコンサルタントにしてみれば、この分野に特化して差別化を図りたい、この強みをアピールして患者さんを集めたいなど、ビジョンをもっと明確にしてほしかったのだと思います。そのため、僕が「総合診療がしたいだけです」「医療機関が不足していて困っている人を助けたいと思っているので、そういう場所ならどこでもいいです」と言うと、面食らっていたようでした。「先生、本気で開業を考えているんですか」と言われたこともあります。むしろ熱く語っているのは僕よりもコンサルタントのほうということがよくありました。

そんななか、僕の性格を汲み取って対応してくれたコンサルタントがいました。彼は僕が大学病院に勤務していた頃からいろいろとアドバイスをしてくれていたことから付き合いが始まりました。結局、そのときは大学から派遣された病院に行くことになりましたが、その後もアルバイト先を紹介してもらったり、父のクリニックを継ぐことを考えていたときは、経営面や継承のアドバイスもしてもらったりしていました。父のクリニックを継ぐのか、新規開業するのか、継承で探すのかふらふらしていた僕にずっと辛抱強く付き合ってくれた人です。

通常なら、一、二度アルバイト先や病院を紹介してうまくいかなかったり、開業するのかしないのかよく分からない態度を取られたりしたとしても、しつこくいろんな案件を探しては提示してくるコンサルタントがほとんどだと思います。でも彼は無理やり案件を提示するのではなく、僕の近況を親身に聞いてくれ、常に気にかけてくれていたのです。自然と信頼関係ができ、相談しやすい相手でした。

「困っている人を助けたい」と漠然とした要望を言ったときも、「うーん」と言いながら、やり取りを重ね、一緒に方向性を見つけていくことができました。彼とは開業後も、契約を巡って生じたいろいろな予期せぬことやトラブルに対して、チームとして一緒に乗り越える関係を築くことができました。

集患のためには新規開業ではなく継承開業

僕が開業を考えるにあたり、コンサルタントとも相談しながら重視したのは次の3点でした。

- 継承開業すること
- 総合診療を必要とする医療過疎地であること
- 岩手県の自宅からのアクセスが良い場所であること

開業方法には新規開業と継承開業の2つの形式があります。新規開業は、ゼロから新しいクリニックを開設することです。一方、継承開業は既存のクリニックを譲り受け、新たに運営を開始する方法です。継承開業には親から子の継承だけでなく、第三者への継承もあります。これまでは親子継承が中心でしたが、最近は第三者への継承が増えています。

コンサルタントと相談しながら、条件が良ければ新規開業も検討していたものの、僕は継承開業を選ぶことに決めました。その理由は大きく2つあります。

第一に、継承開業であれば開業資金を抑えられるからです。

新規開業の場合は、まっさらの状態から自分の理想とするクリニックをつくることができます。

しかし、土地の購入や借用、建物の建設、内装設備や医療機器の調達など、莫大な初期投資が必要になります。これに対して継承開業では、土地、建物、設備、機器を譲り受けることができ、大幅に初期費用を削減できるのです。

継承にかかる費用の相場は、およそ3000万~7000万円です。一方で、新規開業にかかる費用相場は、診療科にもよりますが1億円は優に超えるといわれています。このように経済的な観点から考えても、継承開業は新規開業に比べて有利な選択だと思ったのです。

[図表6]　継承と新規開業の比較

	継承（M&A）	新規開業
財務	• 無料譲渡～1億程度の初期費用のみ • 実績と信用を引き継げるため銀行融資が受けやすい	• 1億～1.5億の初期投資かつ黒字になるのに1年半程かかり、負債が大きくなるリスクがある • 専門科、人物によって銀行融資を受けにくい
経営	• 地域にすでに認知されており、集患できている • 埼玉、千葉、神奈川など都心から通える地域でも継承できる • 内装や医療機器など投資を抑えることができる • 開業準備期間を短縮可能	• 人気地域（東京都23区）などで開業してしまうと、競合が多すぎて集患が難しい • 自分の好きな場所で開業可能 • 家賃や人件費が高騰しており、固定費が高い
院長	• 新規採用が難しい看護師、専門職を含め、既存スタッフを引き継げる • 引き継いだあとのマネジメントでのトラブルが生じやすい	• 看護師や医療事務などの人材が募集してもなかなか集まりにくい

Doktor HP「【M&A】事業承継or新規開業 メリット・デメリットを解説」をもとに作成

もう一つの理由は、継承開業では患者さんやスタッフも引き継げることです。

患者さんをゼロから集めるのは容易ではありません。多くの人がすでにかかりつけ医を持っているなかで開業をするのです。どこかのクリニックに通院していても、新しくできたクリニックに関心を持ってもらい「一度、診てもらおうか」と思ってもらわなければいけません。僕がどんな院長で、どんな診療をするのかを広く知らせる必要があり、運営を軌道に乗せるまでには時間がかかります。

その点、継承開業であれば積極的な宣伝活動をしなくても、これまで来院していた患者さんにしっかりと医療を提供していけばよいのです。集患や告知・宣伝にかける労力やコストを、より患者さんの診療のために使うことができます。

また、双方の合意があればスタッフも引き継ぐことができます。患者さんのことを熟知しているスタッフが残ってくれるのは医師にとっても、患者さんにとっても大きな安心材料になります。もちろん、院長が代わればクリニックを離れる患者さんもいます。以前からいるスタッフとも相性が合わなければ上手くいかないことも出てきます。しかし、これらの問題を考慮しても、継承開業のメリットのほうがはるかに上だと考えました。
開業すれば経営者です。患者さんを診続けられるように、スタッフを雇い続け、経営を成り立たせなければなりません。資金を最小限に抑えることができ、かつ集患も見込める継承開業は、貯金が少なく資金が限られていた僕にとって、唯一の選択肢でもありました。

ちなみに、開業資金についてはほとんどを銀行の融資で賄いました。開業当時はコロナ禍の真っ只中でしたが、幸いにも銀行ではコロナ救済措置として特別貸付や緊急融資制度などが設けられていました。僕はそれを利用して、非常に低い金利で融資を受けることができたのです。継承開業で開業資金を抑えることができたうえに、低金利の融資を利用することで、資金面では大きな助けとなりました。

実家のクリニックは継がないと判断

事業の継承ができるクリニックを探していた僕ですが、山形の実家では父がクリニックを経営していました。だから、実家の継承が最も楽な道であるともいえたのですが、僕はそれを選びませんでした。

そもそも大学の医局を辞める当初、教授には「父のクリニックを継ぐ」と説明していましたが、実は父から直接「継いでほしい」とは言われていませんでした。ただ、これまでも何度か手伝うなかで、父が「可能なら継いでほしい」と思っている様子はうかがえました。だから僕も「いつかは継がないといけないだろう」「継ぐとしたら僕になるだろう」と思っていましたが、明確な約束があったわけではなかったのです。

というのも、父とは同じ医師でありながら、これまで仕事のことを話したり、相談したりすることはほとんどありませんでした。子どもの頃も「医師になれ」と言われたことも一度もありません。僕が自ら医師への道を選びました。そんなこともあり、継承について面と向かって話題にすることなく、なんとなく当然の流れのように互いに認識してここまできた、という状況でした。

それでも少なくとも僕としては「継ごう」と考えていて、診療の手伝いに入ったり、クリニックの決算書を確認したりと、いつでも継げるように準備を進めていました。

結果的には、この不明瞭な状況が良くない結果を招いてしまいました。まだ元気でやりたいことがある父と自分のスタイルで診療がしたい僕との間に、だんだんひずみが生じてきてしまったのです。親子間だから言わなくても分かるだろうという甘えがあったのだと思います。結局、このまま父のクリニックを継承することは難しくなってしまいました。

親子だからといって考えが同じなわけはありません。これまでの経歴も経験も異なるので診療や経営に対する考え方が違って当然です。また、継承のタイミングも親と子どもが希望する時期が違うことだってあります。

僕の場合は、最終的には父のクリニックを継承しても、自分が提供したい医療を前面に出していくことが難しいのではないかと判断しました。幸いなことに、父のクリニックは今、弟が引き継いでくれています。僕が継承を断念したときに、自然と手伝いに入り、最終的に「自分がやる」と手を挙げてくれた弟にはたいへん感謝しています。また、その後、自分のクリニックではなく、まったく知らない土地のクリニックを継ぐことを黙って認めてくれた父にも感謝しています。そして、このことがきっかけで自分が開業をして何をしたいのか、改めて確認することができたのではないかと思っています。

自宅からアクセスしやすい場所

都市部では専門に特化したクリニックが点在しており、病気に合わせて専門医に診てもらえるため、総合診療をするクリニックへの需要はさほどありません。総合診療を必要としているのは医療機関の少ない地方です。いわゆる医療過疎地とも呼ばれる地域にこそ、僕が行って開業する意味があると感じていたため、自ずと目指す開業地は田舎になりました。

田舎は人口が少なく、患者さんやスタッフなどの人材を集められるかなど、不安もありました。しかし継承開業であれば患者さんもスタッフも引き継げるので、やっていけるだろうと感じられたのです。

エリアについては家族とよく相談することにしました。妻も医師で勤務医をしており、小学生の息子がいる共働き家庭です。開業地が自宅から通える範囲であれば、現在の生活リズムを維持できます。しかし医療過疎地ともなれば、どうしても自宅から離れた場所になります。つまり「開業＝単身赴任」を意味したのです。

妻は「あなたのしたいようにすればいい」と僕の開業の思いを支持してくれていました。ひょっとしたら、僕が頑固なのを知っていて「何を言っても聞かないだろう」と半ば諦められてしまっていたのかもしれません。ただ子どもがまだ小さいため、「何かあったときに車で数時間程度で戻ってこられる範囲なら安心だ」という話はしていました。僕もまったく同じ考えでした。子どもに会いたいのはもちろんですが、同じように仕事をしている妻に家のことを任せっきりにしては、妻への負担が大きくなります。診療のない日はできるだけ帰って、家のことも手伝いたいと思っていました。

こうして開業地の条件として田舎（医療過疎地）であることと、自宅から車で2時間程度の範囲を設定しました。周りに医療機関が少なく、自宅からのアクセスが良ければ特定の地域にこだわらず、幅広く候補地を検討することにしました。

なかなか見つからない継承物件

いよいよ候補地探しを始めて分かったのは、継承物件はなかなか表には出てこないということです。開業医の高齢化が進むなか、第三者への継承を考える医師は増えています。ただ、そのことをわざわざ表立って言う人はほとんどいないのです。

もしコンサルティング会社のサイトなどに募集を出せば、どこの医院か特定されてしまい、患者さんやスタッフに知られることになります。すると、「あそこは院長が代わるらしい」「何か問題があったのだろうか」「近々、閉めてしまうかもしれない」といった噂が出てくることもあります。「それなら別のクリニックに行っておいたほうがいいかもしれない」と患者さんが離れたりスタッフが辞めたりして、クリニックの存続が危うくなる可能性があるのです。そのため、秘密を守りながら水面下でマッチングをするケースが多くなります。

そういった点において、コンサルタントとはしっかりコミュニケーションをとって、条件に合う物件が出ればすぐに紹介してもらえるようにしておくことも物件探しのポイントになります。
僕が継承物件を探すときに主にチェックしていた項目は次の3つです。
・集患見込み：患者数や年齢層
・コスト：建物修繕の必要性、不動産売買価格や賃料・営業権の妥当性、決算内容、使用機器や借入残高の状況
・時期：継承可能時期

これらの条件を満たすような継承物件の情報を待ちながら、新規の開業案件についても興味をもった物件は現場確認などに行きました。例えば、ある町役場に隣接した空き家の建物がありました。周りには田んぼが広がっていますが、これから開発が進んでいきそうな地域です。車だとすぐ町中に行ける点も悪くありません。しかし建築条件や、駐車場を別に設置しなければならないなどの問題があり、いうまでもなく経費がかかります。

ほかには、水道やガスが通っていない新規の土地もありました。土地から購入する場合は、単に建物を建てたらよいというわけでもなく、生活インフラも整備しないといけない

ことを知りました。こちらも明らかに予算オーバーです。ビルのテナントも見ましたが、コロナ禍で求められた発熱外来を設置するにはスペースも足りず、患者さんの動線を確保しなければならない必要性も改めて実感しました。

実際にこれらの物件で開業したときのシミュレーションを見ると、新規開業にかかる費用の大きさにびっくりして、やはり継承物件でないと開業するのは難しいということも分かりました。

机の上で表面的なデータだけ見ていても得られる情報は限られています。継承条件にこだわらずいろいろな現場を実際に見たうえでデータをチェックすることで、物件を選ぶ際のコツや視点が養われてきます。またいろいろな物件を比較することで、より自分の理想の開業スタイルを明確にすることができたように思います。

そうこうしているうちに、継承物件の紹介も数件出てきました。なかにはすでに閉院しているクリニックもありました。しかし施設や設備は引き継げても、たった数カ月でも閉院している期間があれば、患者さんもスタッフも離れてしまっています。患者さんやスタッフも引き継げるのが継承物件のメリットです。ほかの条件は良かったのですが、僕は見送ることにしました。

また、最近は継承物件が注目されているということもあり、すでにほかの人が内見をしていることも何度かありました。僕がいいなと思ったときにはすでに先の人が交渉に入っているといったこともあるのです。継承物件探しはタイミングや運も必要になってきます。

秋田の田舎を選んだ理由は「なんとなく」

そんななか、最終的に選んだのは秋田県仙北市角館町にあるクリニックでした。継承物件を探し続けた結果どんどん範囲が広くなって、岩手県境を越えて隣県の秋田県になってしまいました。

想定していたよりも遠い場所でしたが、自宅から車で2時間以内の距離でした。平日の診療が終わってからでも帰れなくはありません。新幹線も通っており、冬の間に路面の凍結などがあっても公共交通機関を使うこともできます。遠いながらもアクセスの手段がいくつかあることは決断の後押しになりました。

また角館は「みちのくの小京都」とも呼ばれる小さな観光地で、昔武士が住んでいた古い町並みがあり、通りには見事な桜が植えてありました。クリニックはその通りの一角にあり、有名な造り醤油店のちょうど向かいに位置しています。春は桜の景観が見事で、紅葉《もみじ》が色づき、冬は雪が深々《しんしん》と降りつもる静かな町です。

角館の人口は約1万1000人で、総合病院が1軒あるだけです。周囲には内科のクリニックが5軒程度で、集患は一日約40~50人だということでした。今の院長は2代目で、50年以上前から地域に根付くクリニックです。建物は内装や設備もかなり年季が入っており、修繕は必要でしたが、診療科目は内科・皮膚科・小児科など幅広く、僕がしたいと思っていた総合診療のイメージとも近いと感じました。このまま僕が引き継いでも患者さんは困ることなく、そのまま来てくれそうだなとも思いました。

このクリニックはコンサルティング会社に登録されていたことから見つけたものでした。なかなかピンとくる継承物件と出会うことができず、自分でもいろいろなサイトでくまなく検索していました。担当のコンサルタントに「こんな物件がサイトに載っていてなんとなく気になったのだけど、どう思いますか」と逆に提案したのです。実はコンサルタントもその物件の情報は知っていたものの、距離が遠いこともあり僕へのお勧めリストには入っていませんでした。でも、僕からの提案を受けて詳しい情報を集めて検討した結果、「内見してみよう」ということになったのです。

診療圏データを見ても、高齢化率が高く、医療機関が少ない医療過疎地でした。といって人口が少なすぎるわけでもなく、検査を充実させたり総合診療をアピールしたりすることで、今よりも集患数を増やせる可能性もありました。

「いいんじゃないかな」

――僕はそう直感しました。数字やデータは苦手ですが、コンサルタントが出したシミュレーション上では経営に問題なしと判断されており、なんとなく問題はなさそうだと思えました。

しかし一つだけ気になることがありました。それは「縁もゆかりもない土地だけど、本当にやっていけるのか」ということです。

秋田には一時期、大学病院から定期出張勤務をしたことがある程度です。地域の開業医がすべての患者さんに対して一人で対応できるわけではありません。自分では診られない重症な患者さんや専門治療を必要とする患者さんが必ず出てきます。そのときは地域の医療機関を紹介して受け入れてもらう必要があり、医師会や地域の総合病院、医師の方々との連携がなければやっていけません。そういう点では、知り合いの医師や大学の先輩がいたり、地元出身であったり、なんらかの縁があって土地勘があるところで開業するほうが、より開業のリスクは下がります。実際に医師の仲間からも「つながりがないと、やっていくのに苦労するんじゃないの？」と言われました。

そんな心配はありましたが、「医師としてやるべきことをまっとうしていけば、医師同士や医療機関との連携は自然と築けるものだろう」と、当時の僕はそのように単純に考えてしまったのです。

そして2020年3月、僕は継承の基本合意書を提出し、6月に最終譲渡契約書にサインをしました。このクリニックを新たなスタートの場所に決めたのです。

クリニックM&A継承の基本的な流れ

クリニック継承を実施する場合の基本的な流れや必要となる手続きは、次のようなステップになります。

(1) 開業希望地・時期や診療コンセプトを考える
(2) 専門家へ相談などをする
(3) 秘密保持契約書・仲介契約書の締結
(4) 継承クリニックの選定
(5) 継承クリニックの内見・院長との面談
(6) 継承クリニック決定
(7) 基本合意書の締結
(8) デューデリジェンス(DD)の実施
(9) 最終譲渡契約書の締結

(10) 継承の実行と対価の支払い

(11) 行政手続きの完了

(1) 開業希望地・時期や診療コンセプトを考える

クリニックを継ぐ際には、開業のタイミングと場所を事前に考えておくのがよいと思います。開業を決定してからすぐに理想のクリニックを継承できるわけではありません。希望する地域で適切なクリニックを見つけるのは、僕の例を見ても分かるように一筋縄ではいかないのです。自分が目指す医療の方向性やコンセプトを明確にしておくことで、より適切なクリニックを選ぶことができます。継承後の運営計画も具体的に描きやすくなるはずです。できるだけ自分の診療理念に合ったクリニックを見つけることが、スムーズな開業への道を切り拓くのです。

(2) 専門家へ相談などをする

継承元のクリニックを見つけるには、医療専門のコンサルタントに相談することが一般的です。複数のクリニックに関する情報を持っていますし、一般公開されていないような情報もつかんでいます。コンサルタントとコミュニケーションをしっかり取ることで、より希望に合ったクリニックの提案を受けられます。

特に継承開業支援の実績が豊富にあるコンサルタントですと、条件に合ったクリニックの紹介に加え、契約の段階や継承後の運営に関するアドバイスも得られるので、継承プロセスがスムーズに進行します。たくさんのコンサルティング会社が存在するので、どこに依頼したらいいか悩むと思いますが、継承開業に実績があるコンサルタントを中心にまずは登録をしてみることです。

(3) 秘密保持契約書・仲介契約書の締結

信頼できるコンサルタントを見つけたあとの一般的な手続きとして、秘密保持契約書と仲介契約書の締結があります。秘密保持契約は、継承者から提供される個人情報やクリニックの機密情報を第三者に漏らさないことを約束するものです。クリニックの継承には、その経営状態や法的、労務的なリスクに関する詳細情報が伴います。これらの情報はプラス面だけでなく、マイナス面も含めてオープンにされるため、これらを外部に漏らさないことが重要です。

仲介契約は、コンサルタントの提供するサービスの範囲、手数料や報酬体系を明確にする契約です。この契約によって、どのような業務が行われるか、その費用はいくらになるかなど、双方の責任と期待を明確にします。これにより、継承プロセスがスムーズに進行し、コンサルタントとの間での予期せぬトラブルを避けることができます。

(4) 継承クリニックの選定

いよいよ本格的に継承先のクリニック選びをしていきます。コンサルタントは希望する開業地やその他の条件に合致するクリニックを匿名で紹介してくれます。初期段階での紹介では、クリニックの名前や所在地、詳細な財務状況などは明かされません。これを通常「ノンネーム」と呼びます。この段階では、一般的な情報のみをもとに検討を行います。

より詳細な情報を知りたいときは、継承希望者側の名前や勤務先などの情報を開示して、継承元に詳細情報の開示の同意を求める必要があります。このプロセスを「ネームクリア」と呼び、継承希望者の身元が明らかになることで、より具体的な情報交換が可能になります。このネームクリアは、複数のクリニックに対して同時に行うことができます。これによって、複数の継承候補を比較検討しながら、最も良いと思うクリニックを選ぶことができるようになるのです。

(5) 継承クリニックの内見・院長との面談

継承候補として選んだクリニックの内見と、現院長との面談は重要なプロセスです。継承を検討する際には、クリニックの内装や雰囲気、医療機器の状態など、実際に現場を見て感じることが大切です。また、現院長との面談を通じて、そのクリニックがどのような診療方針をもっているか、どのような医療サービスを提供しているかを理解することも大事です。これらの情報は、継承後の運営の方向性や可能性を探るためにも重要な手がかりとなります。

（6）継承クリニック決定

これまでの内見や面談、知り得た情報をもとに、自分の理想と合致するクリニックを決定します。地域のニーズや自分の専門性、クリニックの立地や設備、現在の患者層など、さまざまな要素を総合的に考慮し、最終的な決定を行います。継承クリニックが決定すると、実際にクリニックを引き継ぐための詳細な準備に入ります。

（7）基本合意書の締結

継承クリニックが決定したら、継承元と基本合意書を締結します。内装や医療機器の状態、買い替えの必要性など、具体的な物理的条件に関して事前に調整します。予想外の老朽化や設備の不備がある場合は、これらを考慮して譲渡価格の交渉をします。設備面などは慣れていないと自分では気づけないことも多いので、経験豊富なコンサルタントにフォローしてもらいます。

また、継承時期の調整やスタッフ、契約関係の引き継ぎなどもこの段階で詰めていきます。条件調整が完了したら、両者が合意した内容に基づいて基本合意書を作成し締結します。この書面は合意された内容を確定するためのものですが、通常、法的拘束力は持ちません。基本合意書の締結によって、継承プロセスがより具体的な形で進展し、実際の継承に向けての準備が進んでいきます。

(8) デューデリジェンス（DD）の実施

基本合意書締結後にデューデリジェンス（DD）を実施します。DDとは買収監査のことで、継承するクリニックにリスクがないか、財務情報の数字が適正であるかなどを調査します。DDの結果、クリニックの継承にあたりリスクが存在していたり財務情報が不正確であったりした場合は、継承条件の最終調整を行います。

(9) 最終譲渡契約書の締結

最終条件調整後、両者が合意した内容を最終譲渡契約書に盛り込み、締結します。

(10) 継承の実行と対価の支払い

最終譲渡契約書に従って、継承プロセスを実行に移します。

この段階で、継承対象となるクリニックの資産は、継承日に継承人に移されます。同時に、継承人は継承元に対して合意された対価を支払い、継承が正式に完了します。これをクロージングといいます。この手続きを経て、継承人はクリニックの新しいオーナーとしての責任と権利を得ることになります。

(11) 行政手続きの完了

クリニックの継承が完了したあとも、開業に向けた手続きは続きます。

継承人は、新たにクリニックを運営するために必要な行政手続きを進める必要があるのです。まずクリニックの所在地を管轄する保健所に対して診療所開設届を提出し、保健所の検査を受ける必要があります。これらの手続きを完了させることにより、継承人は公式にクリニックの運営を開始することができるようになります。

以上がプロセスになりますが、それぞれにかかる一般的な期間の目安は次のとおりです。

- 継承を考え、コンサルタント選びまで：1〜2カ月
- そこからクリニックを選定するのに：3カ月〜1年以上
- 条件交渉などを経て基本合意書の締結をするまで：1〜2カ月
- 最終契約を結び、クロージングをして開業開始まで：3カ月

僕の場合は、コンサルタントと一緒に本格的に物件を探し始めて基本合意書を締結するまでに約1年、その2カ月後に最終譲渡契約書を締結し、3カ月後に開業しました。トータルで1年半でした。この期間を長いと感じるか、短いと感じるかは人それぞれだと思います。

開業準備は現行の仕事と並行して行う場合がほとんどだと思いますが、専門的な知識が必要となるうえに、手間や時間がかかるので大変です。ですからコンサルタントに頼る部分と自分がしっかりとコントロールする部分を切り分けておくとよいと思います。

また、コンサルティング会社はたくさんあるので、どこに頼んだらいいのか悩むこともあると思います。僕の場合は、何人かのなかからご縁のあった人が最終的に残って、その人とは今でもお付き合いが続いています。良いパートナーを見つけることができ、僕のスタイルを貫きながら開業地を探すことができたのは良かったことの一つだと思っています。

コンサルティング会社を選ぶときは、信用できる人からの紹介や、その会社を利用したことがある人から経験談を聞き取るなどの準備が大切です。頼れるパートナーとなる会社を見つけることは、開業を目指すのに非常に重要です。

［第2章］

スタッフの退職、患者さんの離脱、地域医療機関からの村八分
都会からの新参者に突きつけられた現実

いよいよ継承開業へ

継承するクリニックは2階建ての戸建てでした。1階が診察室、2階は入院病室でベッドがあり、院長の住居にもなっていました。院長は、診察のほかに高齢者施設への訪問診療と緊急時対応、個人宅への定期訪問診療も行っていました。やや無愛想でとっつきにくい雰囲気をまとった方でしたが、その活動を見ると地域医療に根差した方だと思いました。

継承表明をしてからは、具体的に内容を詰めて契約に至ります。すべての医療活動をそのまま引き継ぐことができればいちばん良かったのですが、僕は休みの日や週末など、可能な範囲で岩手の自宅に帰りたいと思っていました。そのため、2階での入院対応と、高齢者施設の緊急時対応については引き継ぐことが難しい旨を伝えました。院長と話し合った結果、「入院対応は終了する」「高齢者施設の緊急時対応は、総合病院にお願いする」という条件による引き継ぎで合意ができました。

継承開業日は2020年9月1日に決まり、開業準備も慌ただしくなっていきました。

まずはクリニックで使う医療機器の選択、必要機器の決定と手配などの物理的な作業が必要です。そして紙カルテから電子カルテ移行の準備、院内レイアウトの検討、法人譲渡関連書類の手続き、銀行と融資の契約などの事務的作業だけではありません。

前院長からの患者さんの引き継ぎや前院長が行っている往診への同行ももちろんありました。近隣のクリニックや医師会への挨拶まわり等々、にわかにやらなければならないことが増えていきます。

医療機器で更新したのは、古くなった超音波診断装置と内視鏡です。また新たに導入を決めたのは、簡単な外科処置を行うための電気メスだけです。空調設備に関しては2年も経たないうちに次々壊れてしまったため、オーナーに修繕してもらいました。修繕については契約時にしっかりと話し合っていたので、余計な出費にはならないですみました。何より僕が契約書でいちばん重視したのは修繕項目です。古い物件を引き継ぐわけですから契約書を交わす前にこれらの医療機器や設備の状態は確認し、それを見込んだ価格交渉もしています。

内装面に関しては、プライバシーが保てるように仕切りのある診察室へ変更するも現状を保持しながら、壁紙・フローリングの変更程度にとどめることにしました。しかし、医療機関として清潔感が最重要と考え、トイレのリフォームは優先的に実施しました。あとは高齢の患者さんが動きやすいように、診察台、ベッド、椅子の配置などのレイアウトを工夫したぐらいです。最新式の設備や豪華なインテリアにお金をかけるのではなく、患者さんの快適さや衛生面を保つことを最優先し、患者さんの居心地の良い空間をつくり出すことに重点を置きました。

大規模改修をしないと決めたのは、工事を診療と並行しながら行わなければならない事情もありました。契約上、前院長は8月28日の金曜日まで診療をし、翌日の29日から31日までの3日間だけ休診することで、できるだけ休診日が増えないように配慮しました。僕は9月1日から引き継ぐことになっていたので、工事ができるのは9月1日からです。大規模工事をするとなると数週間~1カ月、休診しなければなりません。せっかく継承したのにこの期間を休診してしまっては、患者さんが離れてしまいます。しかもこの地域に医療の空白期間をつくってしまうことにもなりかねません。そのため改修箇所を最小限に抑え、工期も最短期間で診療と並行するという選択をしました。

開業に向けての準備が着々と進み、継承開業まであと1カ月となりました。僕は地域の医療を担う責任感と高揚感でいっぱいでした。

ところが、ここで最大のトラブルが待ち受けていたのです。

スタッフ全員退職の危機

「看護師たちが全員辞めたいと言っているそうです」

開業まであと1カ月、改装に向けてのレイアウト案を自宅で確認していたときのことです。コンサルタントから入った電話に僕は一瞬、言葉を失いました。

このクリニックに決めた理由の一つは、ベテランのスタッフたちも引き続き働いてもらえるという話を聞いていたからでした。15年以上勤めている看護師が8人、事務スタッフが3人の計11人のスタッフがいました。元々3人の看護師からは退職すると聞いていたものの、開業1カ月前になって、残りの看護師も全員、辞めたいというのです。またそのうちの1人はすでに退職してしまっていました。人口も少なく、看護師の人材自体が少ない地域です。辞められてしまうと、すぐに新しい看護師を見つけるというのは不可能です。

「開業できなくなる……」――顔からさーっと血の気が引いていきました。

とにかくまずは何が起こったのか、確かめなければなりません。

しかし、僕はまだ新院長ではなく彼女らの雇い主でもありません。前院長とのやり取りさえもほとんどコンサルタントを通して行っていた状態で、スタッフとの直接的なやり取りとしては、引き継ぎが決まったときに一度全員と挨拶をした程度という状態でした。そこでひとまず、コンサルタントに状況を詳しく確認してもらうことにしました。

すると、看護師らは継承のことをこれまでまったく知らされていなかったことが分かりました。突然、クリニック内の掲示板に1枚のお知らせが掲示され、それを見て初めて約2カ月後に体制が変わり新院長が来ることを知ったというのです。

詳しい説明のないまま掲示の通達を食い入るように見る看護師たちは驚き、パニックになっていたのです。当然のことながら看護師たちの不安は深刻でした。

この医院はどうなってしまうのか、どんな院長が来るのか、何が変わるのか？　働き方は？　収入は？　待遇は？　自分たちはこのまま働き続けて将来大丈夫なのか？

もともとこのクリニックでは、診療以外に入院対応をしていましたが、僕は入院対応は引き継げず、そのことは前院長も了承済みでした。しかし、そうなると看護師の夜勤がなくなり、その分の収入が減ってしまいます。この収入減の問題が、何より看護師を不安にさせてしまったのだと思います。

前院長も思わぬ事態に慌てていました。状況を確認した僕はスタッフ一人ひとりと面談の機会を持つために秋田に急ぎました。

どんよりと重たい空気に包まれるクリニックに到着し、僕は祈るような気持ちで次のことを看護師たちに伝えました。

- 入院対応はしないが、給与や待遇はこれまでどおり維持すること
- 診療内容は前院長と同様の内容を提供すること
- 患者さんの引き継ぎとケアはしっかりさせてもらうこと

・地域の医療ニーズに応えたいと思い、できる範囲でこの地で総合診療をしていくこと
・ゆくゆくは高齢者だけでなく、子どもや若い人が来るクリニックを目指したいこと

看護師の給与についてはコンサルタントにも入ってもらい、一人ひとりに手当などの項目を追加して以前より減少しないよう配慮し、全員ベースアップして提示しました。ほかにも残業体制の見直しや特別手当など新しい制度も導入することにしました。これで彼女らの不安が和らいだかは分かりませんが、なんとか彼女たちが思いとどまってくれるよう、精いっぱい、自分の誠意を伝えたつもりです。

その日は岩手に帰宅し、返事を待つことになりました。そして、コンサルタントから電話が入りました。

「4人の看護師のうち3人が残ってくれるそうです。それとすでに辞めていた1人が戻ってきてくれるようで、全員で4人の看護師が働いてくれることになりました」

知らせを聞いたときはほっとして、思わずソファに倒れ込んだのを覚えています。

この一件は僕に大きな教訓を与えてくれました。これから長い間、ともに働くスタッフとの信頼関係を築くためには、まず彼女らの声に耳を傾け、一人ひとりの不安に対処することが何よりも重要だと学びました。看護師の不安はかなり大きかったと思います。僕は「全員辞める」と言われて初めて、その不安へのケアが足りていなかったことに気づきました。もっと早く理解していれば、僕からでも働きかけをすることができたはずです。

正直、前院長に対して腹が立ったのも事実です。継承の件をなぜもう少し早く丁寧にスタッフに説明してくれなかったのか。そうすればもっとスムーズな話し合いができ、ここまで混乱しなかったはずです。僕もこれほど悪い雰囲気のなかで面談をすることもなかったと思っています。このような状況のなか、コンサルタントは最後まで前院長と僕、スタッフとの間に入ってくれて助けてくれました。コンサルタントにはとても感謝をしています。

継承案件の取引が水面下で行われることが多いことから分かるように、スタッフにもギリギリまで話さないケースは少なくありません。継承元の前院長の考えや抱えている事情によっては、こちらの理想どおりには進まないこともあると思います。そうであるなら、引き継ぐ側の新院長からも積極的に働きかける、もしくはなにかしらの対応ができるように準備しておくことが大切です。ここはいくら丁寧にしてもよいくらい丁寧に慎重にすることをお勧めしておきます。

緊張感漂う開業初日

2020年9月1日。いよいよ開業初日です。

この年は猛暑続きで、9月に入ってもうだるような暑さでした。そんななか、内装工事の職人の作業道具や作業音に囲まれながら、オープンしたのです。

しかし、晴れ渡る青空とは裏腹に、僕の心の中は不安と緊張でいっぱいでした。

待合室にはすでに数人の患者さんが来ていて、その姿を見てほっとしました。しかし、患者さんたちは院長が変わっていることや、改装工事をしていることに戸惑っている様子です。

どうして変わったのか。どんな先生なのか。同じように診てもらえるのか。どこまで自分のことを知ってくれているのか。この院長に自分のことを任せられるのか。言葉にはしなくとも、患者さんたちの表情から不安と戸惑いが伝わってきます。

僕は患者さんができるだけ戸惑わないように、看護師からも事前に情報を共有してもらっていました。例えば、注射だけしてほしい患者さんなのか、違う対応を期待している患者さんなのかを判断し、混乱を起こさないためにはどうすればよいかをひたすら考えていました。自分がしたい診療ではなく、これまで前院長がしていたとおりの診療を提供することに神経を配りました。そうすることで患者さんを安心させることができると思ったからです。

それだけにスタッフが残ってくれたことは本当に心強かったです。患者さんがどんな性格でどんなケアが必要で、どんな薬の飲み方なのか。患者さんの性格から生活習慣、家族構成まで本当によく知ってくれていました。彼女らがいたからこそ、院長が変わっても患者さんは通院し続けてくれたのだと思います。

これはあとから聞いた話ですが、退職を思いとどまってくれたのは、給与面の不安が少し紛れたこともありますが、「ここが慣れ親しんできたクリニックであり、これまで一緒に働いてきたスタッフとこれからも働き続けたいと思ったから。長くお付き合いしてきた患者さんとお別れするのもつらかったから」と明かしてくれました。

開業初日も僕と同じように、不安と緊張でいっぱいだったそうです。僕のことをまだよく分からず、十分にコミュニケーションを深められないまま迎えた開業日でした。それでもみんなで「患者さんが不安にならないように」という心意気でその場に立ってくれていたと聞いて、僕は涙が出るほどうれしかったです。

当時はコロナ禍でもあり、スタッフの苦労や負担は相当なものがありました。しかし、彼女らの患者さんへの献身ぶりは本当に尊敬に値するものでした。これまでこの地で地域に根差した診療を提供する院長のもと、医療スタッフとしての誇りややりがいを感じ、地域を守ってきた自負が感じ取れました。継承開業とは、建物をただ引き継ぐだけでなく、その地に長くいた人の思いや感情、すべてを引き継ぐことであること。これまでの歴史や蓄積してきたものを敬う気持ちは忘れてはならないと思いました。

患者さんの一言に救われる

「先生、そんなに頑張らんでも、大丈夫ですよ」

開業して数日後、高血圧で来院した80代の男性の患者さんからそう声をかけられました。聴診をするだけなのに、僕の顔が相当ひきつっていたようです。

僕はとにかく目の前の患者さんを丁寧に診ていました。高齢者が多く、話をするのもゆっくりだったり、時にこちらの声が聞こえにくい方もいたりします。クリニックには病気を治してもらいに来るのはもちろんですが、話を聞いてもらいたくて来ている患者さんもいると思っていました。ちゃんと話を聞くことができれば、「あそこの先生は話を聞いてくれるよ」と満足してもらえます。

「まずは話を聞くことから」と考えたため、一人ひとりの患者さんを診るのに想像以上に時間がかかってしまいました。それに対して患者さんもスタッフも、「もっと早く終わらせてほしい」と感じているのではないかと気がかりで仕方ありませんでしたが、その頃はそんな周りの反応を見る余裕さえもありませんでした。

「患者さんがどうか離れていってしまいませんように」と祈りながら、目の前の患者さんへの対応に必死だったのです。

そんな僕に対して、その80代の男性の患者さんが「そんなに、そんなに」と、目を細めて笑ってくれたのです。

おかげでそこから少しずつ力を抜くことができるようになりました。ようやく周りを見渡せるようになった感じがしたのを覚えています。当時は大変でしたが、改めて思うのは、最初を丁寧にしたからこそ今があるのだということです。最初をおろそかにすると、後々ほころびが出てきてしまうように思います。

開業時期の一日の来患数は、30～40人程度でした。

改装中の限られた狭いスペース、小さな机で慣れない引き継いだ紙カルテを書き、十分な検査もできないような環境でしたが僕は必死に診療を行いました。何人の患者さんが来てくれているかなど気にする余裕は正直ありませんでした。でも、コロナ禍ということもあり患者さんのなかで「受診控え」があったことを加味しても、新参者の登場にしては十分なスタートだったと思います。

スタッフとのコミュニケーション

患者さんがこれまでどおりの診療が受けられるよう配慮するのと同じように、スタッフに対してもこれまでどおりの働き方ができるように心がけました。いきなり僕のスタイルを貫いたら、スタッフも離れていってしまいます。当時はそれがいちばん怖かったというのもあります。

最初のうちは僕らのコミュニケーションも、少々ぎくしゃくしていたとは思います。なにしろ最悪の印象から入ってきた院長です。また、できるだけ前院長と同じようにすることを心がけていても、やはり勝手が違いますし、いちいち僕に説明しなければならない煩わしさもあったと思います。忙しいなか、何度も同じことを聞いたときなどは、素っ気なくされることもありました。しかもコロナ禍という、これまで体験したことのない未知のウイルスとの対応も迫られていたなかです。みんなが常に緊張し、疲弊していました。

それでも、この地域に求められる存在でありたい、総合診療を提供して地域の人の役に立ちたい、どんな患者さんも助けたいという想いはずっと軸としてもち続けていました。そして、時間を重ねていくごとに、患者さんのため、地域のためという方向をスタッフとも共有することができ、それにつれて打ち解けることができるようになっていきました。

スタッフと食事会をしたり、休憩時間にリラックスしてもらえるようにお茶やお菓子の差し入れもしたりしました。人と人が付き合ううえで相手が喜ぶことを考えながら気遣うという、丁寧にコミュニケーションを図ることの大切さをここでも学んでいます。

求められる地域に適した診療方法

角館がある仙北市では、65歳以上の人口が占める高齢化率は42・4%（2020年）と、全国平均の28・6%と比較して非常に高い数値です。2040年には高齢化率が52・55%に達するとも予想されています。なかでも、独居老人と呼ばれる高齢者の一人暮らしは全世帯の5分の1、高齢夫婦のみの家庭は全世帯の3分の1になると見込まれます。

［図表7］　仙北市の人口構成

令和2年9月30日現在

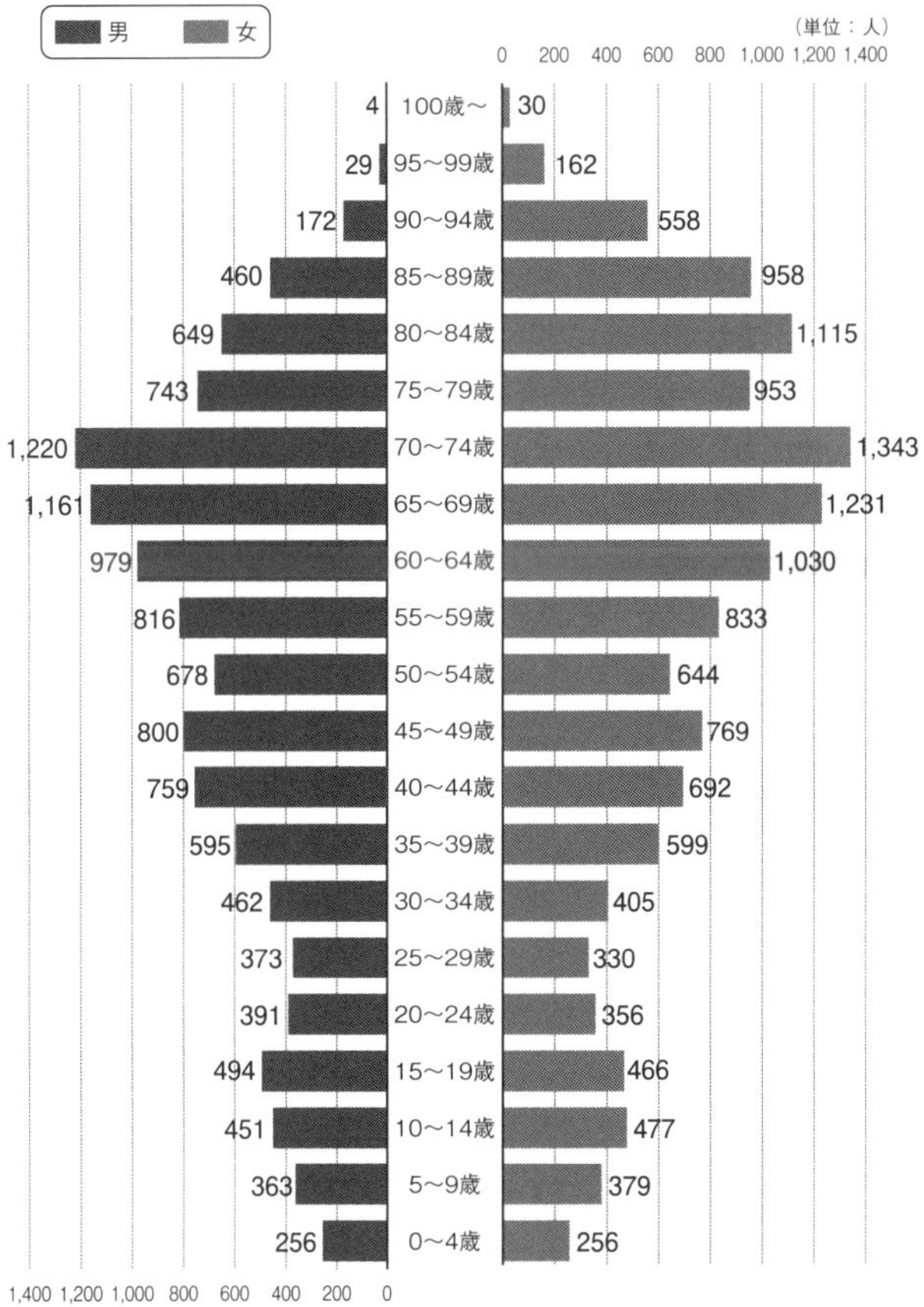

出典：秋田県仙北市「第8期仙北市高齢者福祉計画」

［図表８］ 仙北市の５歳階層別の人口と高齢化率の推移

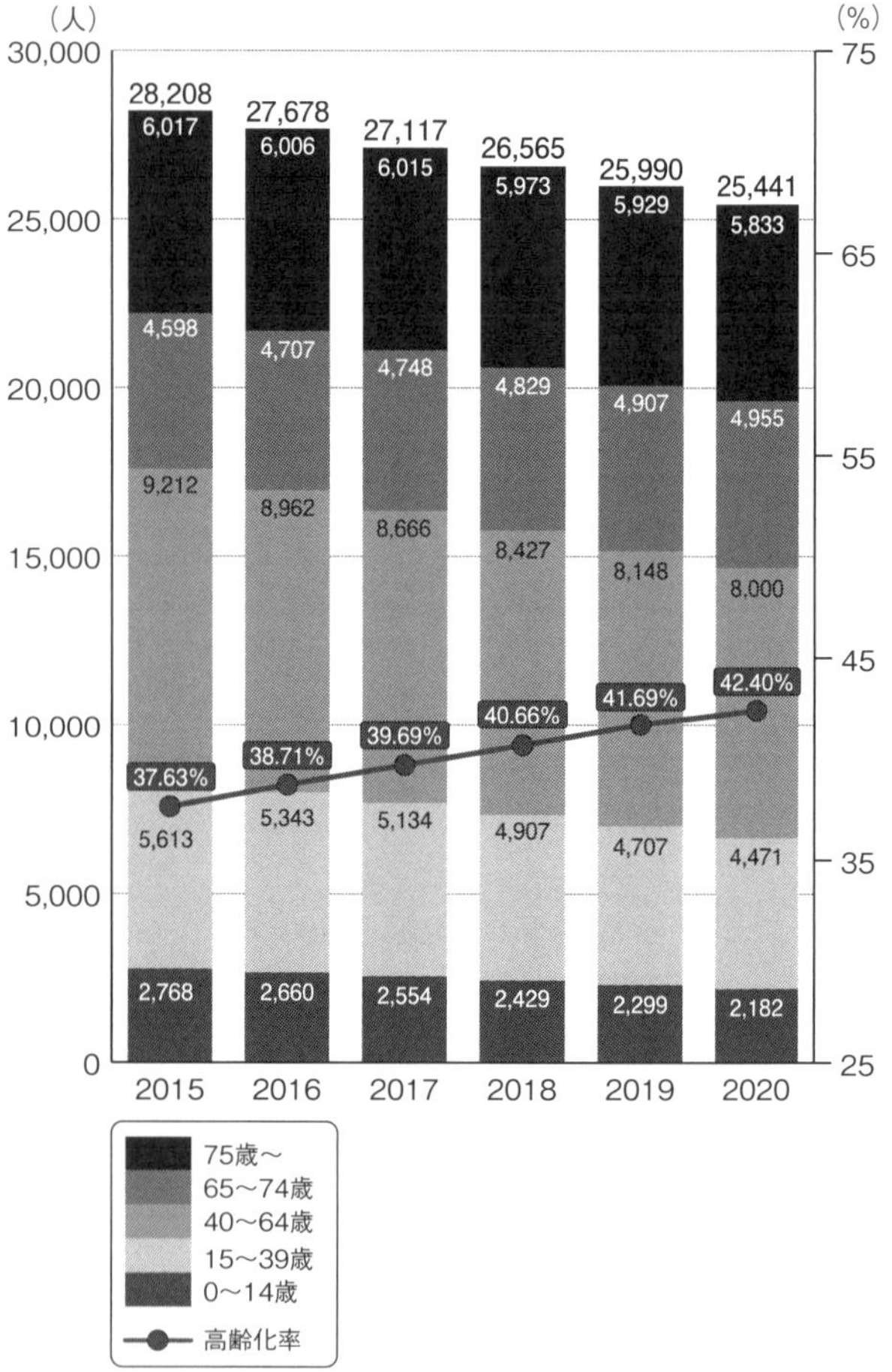

出典：秋田県仙北市「第8期仙北市高齢者福祉計画」

クリニックへの交通手段は、主に徒歩、自転車、車、またはタクシーです。しかし、コロナの影響で観光客が激減し、廃業してしまったタクシー会社もありました。残るタクシー会社も運転手の高齢化による人手不足が深刻です。20時以降にはタクシーが走らない状況が続いており、走っていても1台のみです。また、特に冬場は道路の凍結や雪のため、交通手段がさらに制限されます。最近では90歳のおじいちゃんが汗だくで、タオルで顔や体をふきながら自転車で来院しました。心配になりますが、「ほかに手段がないから仕方ない」と言われると、返事のしようがなくなってしまいます。一人暮らしの高齢者は受診するのも一苦労なのです。

あるとき、90代の老夫婦から連絡がありました。夫から「妻が胸を痛がっているから、家まで診察に来てほしい」という要望です。外来が混雑しており、すぐには駆けつけられなかったため、「もう少し待ってもらえたら行ける」と伝えました。

しかし、夫婦は不安を感じたのかタクシーで来院し、診察の結果狭心症の疑いがあり、僕は緊急で病院へ紹介したのです。幸いにもその日のうちに検査が行われ、心臓には問題がないことが分かりました。しかし妻は依然として具合が悪い状態が続いており、入院を希望したのですが、病院からは「心臓に問題がないので入院できない」と断られたそうです。

交通手段を持たない二人です。時間も遅くなっているなか、タクシーを見つけるのも一苦労だったはずですし、二人だけで夜を過ごすのも不安だったと思います。その話を聞いて胸が痛みました。

総合病院は緊急度が高い患者さんを優先する役割があります。検査上異常がなければ、入院の必要がないというのは理論上、正しい判断かもしれません。しかし、このような医療機関の少ない田舎では、明らかな異常がみられないという理由だけで入院ができないとなると、高齢者は厳しい状況に置かれてしまうことがあると思います。

経過観察のため、たとえ1日だけの入院でも身寄りのない高齢者にとっては安心です。動けないで苦しんでいるにもかかわらず、患者さんに「帰って様子を見て」とは僕はとても言えません。しかし、そのようなことを患者さんに伝える病院があるのが実情です。総合病院の救急に紹介先の医師が同伴しながらも、搬送された患者さんが経過観察もなく帰され自宅で急変し、亡くなったニュースを見聞きしました。このニュースはあまり大きく話題にされなかったためとても残念に思います。身寄りのない高齢者にも入院環境を整備するように、生活環境に配慮した入院を検討してほしいというのが僕の希望です。

病気でなくとも一時的に経過観察として休む場所を提供することは、特に地方においては必要だと思います。都市部とは異なり、地方ではすでに超高齢社会を迎えており、医師のみならず医療従事者の不足が深刻です。交通手段の問題もあり、何かあったときに迅速に対応するのが非常に難しい状況となっています。一律に「社会的背景を考慮した入院は良くない」と決めつけると、高齢者は行き場を失ってしまうことになるのです。

地域に適した医療や診療方法を模索しなければならないと感じた一件でした。

田舎での総合診療の必要性と課題

クリニックに通院してくる患者さんは、高血圧や糖尿病などそれほど変化することがない疾患が多数を占めます。しかし、時にがんや脳卒中など重篤なものもあります。胃がんと食道がんは内視鏡で組織を採って診断できます。超音波で胆嚢がんや膵臓がんを見つけることもできます。総合病院を紹介して、治療後、また戻ってきて元気に過ごしている姿を見るのはいちばんうれしいときです。

しかし、いつもこのようにうまくいくわけではありません。

あるとき、70代の男性が、頭を打っていないのにふらつくと言って来院しました。様子が明らかにおかしく、脳卒中を疑いました。「すぐにＭＲＩ検査してほしい」と総合病院に連絡しましたが、「今は専門医がいません」「また明日にしてください」と言われてしまったのです。

脳卒中や心筋梗塞の疑いがあるといった緊急時に、専門医がいなかったり、病院が時間外だったりするとどうしようもできないのです。町には一つしか病院がありませんから、隣町の病院に問い合わせるしかありません。でも、そこでも受け入れてもらえる状況か分からないのです。

田舎の病院では、診療科も少なく、外来時間も午前中だけ、週数回だけといった場合が多くあります。常勤の医師がいるわけでなく、専門の医師が都市から出張診療として対応している場合もあります。

外来は毎日ありますが午前中だけ診察する診療科も多くあります。赤ちゃんや子どもは急に発熱することが多く、高熱になることもあります。でも、午後だと「この時間は小児科はやっていません。先生がいないから診られません」となってしまうのです。

病院だけではなく、クリニックも同じです。一般的な内科に行っても、「うちは糖尿病専門だから」「小児クリニックで診てもらって」と断られてしまうこともあります。発熱は発熱外来、子どもは小児科、ちょっとした湿疹、じんま疹でも皮膚は皮膚科というように細分化していると、医師はいるのに診てもらえないという事態が起きてしまうのです。都市では、クリニックが多数あるのでほかをあたることができますが、田舎ではそうはいきません。

だから「なんでも診ます」と総合診療をうたっている僕のところには「総合病院やほかのクリニックで診てもらえなかった」「病院が時間外だった」「専門の先生がいなかった」と、さまざまな患者さん、特に乳児や子どもが来るようになりました。

少なくとも国家資格を持っている医師であれば、発熱などの症状は子どもであっても診られるはずです。総合病院ともなれば、各診療科に医師は複数在籍しています。それなのに、専門の科が違うというだけで診察しません。医師の専門化が進んだ弊害の一つです。

病院には「総合診療科」もあります。総合診療科というのは、本来は最初に総合的に診察して診断をつけ、専門の科で治療ができるようにする科のはずです。検査機器も充実していることでしょう。でも、子どもだから、自分の得意分野ではないからという理由でそこでも診てもらえないのです。

病院には病院の事情があります。しかし、最初から診察の扉をシャットダウンするのではなく、少しでも診てあげるにはどうしたらいいのかを考えてほしいと思わずにいられません。

また、地域に開業しているクリニックが専門の科だけでなく、総合診療にもっと力を入れれば、窓口となって対応をすることができるはずです。

また、総合病院で診てもらうためには紹介状が求められます。風邪など軽症の患者さんが総合病院に行ってしまったらパンクして、本来対応すべき重症患者への対応ができなくなってしまいます。そのため、いったんかかりつけ医で診てもらって、必要な人だけを紹介状を通して診察するシステムです。

しかし、これにより行き場を失っている患者さんもいます。

以前、側溝に落ちて足に大怪我を負い、傷口が骨までぱっくりと開いている患者さんが僕のところに駆け込んできたことがありました。明らかに一般のクリニックでは診られない重症だったので、「なんで直接病院に行かなかったの」とたずねました。しかし、患者さんは「病院では紹介状がないと断られるから」と、わざわざいったん僕のところに来たというのです。僕は外科出身ですからここで治療してもらえると思ったようです。しかしクリニックで診られることには限度があります。すぐに診察をして紹介状を書いて病院に送りました。

また、ろれつが回らなくなり手足に麻痺が出た患者さんが病院へ相談に行ったところ、「紹介状がない」という理由で受診を断られてしまい、紹介状がほしいと来院したこともありました。あるときには、めまいと嘔吐でやっとのことで病院に到着したが医師の診察も受けられず受付で門前払いされ、ふらふらになりながら僕のクリニックを受診しにきた患者さんもいます。さらに、脳卒中を疑い総合病院へ紹介した患者さんに対し、病院側から「画像検査で脳出血でした。今から患者さんを戻しますので先生からほかの病院に紹介状を書いてください。当院には専門医がいないので」と言われてしまった経験もあります。

病院で断られた患者さんが、頼みの綱のクリニックで「外科は診れないから」「当院には専門医がいないから」などと紹介状を書くことさえ断られたら、患者さんはどうしたらいいのでしょうか。田舎は都市と違ってクリニックの数も種類も限られています。クリニックで紹介状をもらうことすら大変なのです。

一律に「紹介状がなければお断り」とされると、患者さんは行くあてがなくなってしまいます。今は都市部の総合病院や大学病院で紹介状がなくても追加費用を払えば受診が可能です。「紹介状」というシステムが必ず必要なものなのかどうか、疑問に思うこともあります。

継承開業の複雑さ　高齢者施設の引き継ぎで予期せぬ障害

日々のクリニックの診療以外では、高齢者施設への定期的な訪問診療がありました。前院長は定期訪問と緊急時の対応をしていましたが、緊急時については、僕が秋田にいるときは対応し、不在のときは、市の管轄であるため総合病院が対応することになっていました。

ところが、実際は僕の不在時にも施設から連絡が入りました。患者さんの容態が急変したり、看取りが必要になったりして、総合病院に対応をお願いしても「時間外でできません」「紹介状がないと無理です」と、事務的に断られるというのです。僕が病院に連絡をしても同じでした。そんなはずはないと思いながら、しばらくの間僕は自宅の岩手から呼ばれるたびに24時間体制で対応しました。総合病院が対応してくれないなら僕が診るしかありません。

しかし、事前の約束とは違います。どうして、こんな相違が出てしまったのかと頭を抱えました。詳細を確認すると、この業務は、前院長が個人で請け負っている仕事ではなかったことが分かりました。学校医のように医師会の枠内で行われており、それを前院長が担当していたのです。つまり、僕が個人的に引き継げる案件ではなかったのです。

本来であれば、院長の話を聞くだけでなく、総合病院や医師会とも事前に今回の引き継ぎの件を確認しておくべきでした。それを怠っていました。高齢者施設、総合病院、医師会と複数の機関や担当者が絡むことなのに、誰が責任者で誰が管理しているのかを僕自身も把握していませんでした。「言った、言わない」「聞いた、聞いていない」という状況になり、本来連携し合うべきところに大きな溝ができてしまいました。

総合病院や医師会にしてみたら、僕は「突然やって来たよく知らない先生」であり、「継承したからといって今までどおり診療できるわけではないぞ」と思われていたのかもしれません。

結果として、僕はこの施設の担当医を辞めることを決断しました。サポートがない状態で続けることは困難です。僕としては、高齢者が多い地域だからこそ、施設の存在は大切であり、看取りもしたいと思っていました。できる範囲にはなりますが、貢献したい思いは強くあったのです。当初、不在時には協力体制があると聞いて信じていただけに、まるではしごを外されたような気がして、しばらくの間もんもんとして過ごしました。

継承開業では、何を継承するのかを明確にしておくことが欠かせません。継承する内容に関わるすべての機関や担当者の役割と責任などをきちんと確認することが重要です。

なかには、このような事態になることを防ぐために、前院長がなんらかの形でクリニックに残って新院長と診察を並行したり、サポートするといった体制をとったりして継承する場合もあるようです。僕のクリニックの場合は前院長が僕と一緒に診察したり関連施設へ同行したりすることもなかったことがこのような事態になった原因の一つではないかとも思います。すべてを完璧にすることは難しいかもしれませんが、確認すべきことは事前に確認しておく、もしくは何かのときはすぐ事実を確かめられるように連絡がとれるようにしておくなど、対策はしておいたほうがいいと思います。

待ち受けていたのは田舎文化の洗礼

実は、このように協力体制がとれないことを予感させる出来事がありました。地元の医師会（ブロック会）への集まりに参加したときのことです。医師会は地域の医療活動を支援し、医師間の交流を促進する重要な役割を担っています。僕は開業前に一度挨拶に行き、地域の医師たちとのつながりを築きたいと入会していました。

開業してほどなく歓迎会をしていただいたのですが、会場に一歩足を踏み入れた途端、僕はある違和感に気づいたのです。

会場には病院やクリニックの先生方がいました。しかし、僕が挨拶をしても、周囲の反応は薄く、一定の距離感があるのです。僕のことを遠巻きに眺め、積極的に目を合わそうとはしてくれません。僕はまるでそこにいないがごとく扱われているようでした。

これからお世話になる先生方なので、しっかり挨拶をして協力をお願いしようと思っていました。しかし、視線さえ合わせてもらえず、挨拶も受け入れてもらえず、言葉すら発してもらえなかったのです。

ああ、僕は歓迎されていないのか。この現実がはっきりと心に突き刺さりました。

まさに「田舎の洗礼」でした。僕は外部からやって来た新参者であり、地元の病院や医師たちにとっては不信の対象だったのです。通常は地元出身者や、地元と関連のある病院に勤務していた人が開業します。そうではないルートでやって来た僕への違和感は大きかったのでしょう。僕のように縁もゆかりもない人間が突然、地元のクリニックを引き継いだことは、彼らにとって驚きであり、不快感さえ与えてしまったのかもしれません。

田舎のコミュニティというものは閉鎖的になりがちです。外部からの影響を受けにくく、長年にわたり根付いてきた文化や価値観、そのコミュニティだけに通じる「当たり前」が存在します。時には外部からの日が届きにくいことをいいことに、自分たちだけが有利になるような行動をする場合もあるでしょう。新たに入ってくる人はそのコミュニティを乱す異物に見えてしまうのです。

地域の人たちの目には「なじみの先生のクリニックを乗っ取ったよそ者」「これから何

をしでかすか分からない得体の知れない人」と映り、「関わらずに放っておくのが無難だ」となったのだと思います。

僕はこの地域の習慣やしきたりを十分理解していませんでした。そのことを教えてくれたり、仲介してくれたりする人もいませんでした。

大学病院時代、アメリカに留学する前に、ある先生から「突然訪れてきた君を助けてくれたり信用してくれたりする人は誰もいないと思っておいたほうがいいよ」と言われたことがあります。当時は「言葉も文化も違う外国だと、そういうものなのだろうか」と思ったのですが、言葉の通じる日本で、縁もゆかりもないということだけで、こんな目に遭うとは思いもよりませんでした。

秋田の田舎になんの人脈も何も持たずに飛び込んだ僕は、孤立してしまったのです。

僕はこれまで、自分の関心事や信じる道には比較的積極的に取り組んできました。例えば、肝移植の症例をより多く見たいという理由で留学先の大学を変更したり、総合病院で内科研修やロボット手術の機会を求めたりするなど、自分の興味を追究するような一面があります。しかし、将来を深く考えたり、利害を計算したりすることは苦手です。その性格が影響し、田舎で総合診療がしたいという強い思いが勝り、まったく縁もゆかりもない場所での開業に対しても「なんとかなるだろう」と楽観的に考えていました。ほかの医師ならば、地域との連携が難しいと考えて開業を見送ったり、先に地元で人脈を構築したり、すでに人間関係がある場所を開業地として選んだことでしょう。

僕は「医療機関や医師間の協力・連携は患者さんのためにある。医師として自分の役割を果たせば、信頼と協力が得られる」と考えていましたが、僕の考えは地域の常識とは異なっていたのです。僕にとっての当たり前が、田舎での当たり前ではなかったのです。

最近では、地方への移住者も増えているようですが、やはり、田舎独特の文化になじむことができなかった、よそ者扱いされて村八分に遭ってしまったという話もよく聞きます。例えば農業がやりたいと田舎に移住した若者が、田舎のしきたりやルールになじめずに1～2年で諦めて帰ってきたという話も聞きました。自治会の集まりに呼び出されて、

「何しに来たのか」「本当にできると思っているのか」と問い詰められたり、少ない人数のコミュニティのなかでプライベートな内容が筒抜けになっていたり、まったくないことが噂話として広がっていたり。些細な行動が大きく捻じ曲げられて、ネガティブな情報として周りには伝わるなどして、仲間に入ることが難しいという話を聞いたことがあります。

田舎のコミュニティでは、行事などが重要なイベントとして位置づけられていることが多いです。僕のような新参者は、これらの行事の意義や手順、地域固有の習慣を理解して参加することで、そのコミュニティの人々との関係を築く必要があるのですが、そもそもその習慣や文化的背景を理解することが難しいのです。なぜなら、田舎の地域社会には、明文化されていない「無言のルール」や「暗黙の了解」があることが多いからです。

行事に対する参加の仕方や地域共同の仕事への協力のあり方、日常生活における挨拶やマナーなど、これらの「ルール」を理解し、適応することは新参者にとって、ある意味挑戦となります。というのも、そのコミュニティのルールはその閉ざされた世界での当たり前であって、現代的な考えや一般的に通じる当たり前とは違っていることもあるからです。また、田舎では、長年の間に築かれた人間関係が存在します。そこに新たに入っていくのは容易ではなく、信頼関係を築くには時間がかかります。

今思えば、僕は医師会などへ入る手段や挨拶などについてもっと気を配っておけばよかったと思います。継承が決まった時点で、継承することやなぜこの地で継承したいと思ったのかなどを伝えておく、もしくは、継承が決定する前に一言相談に行くなどといったこともできました。しかしそのときはそういったことの必要性など考えにも及びませんでした。また、洗礼を浴びたあとは、自分から距離を置いてしまった時期がありました。活動などには積極的に参加して、時間をかけて人間関係の構築に力を入れるべきだったかと思います。

ただ、僕には僕の当たり前があり、それを曲げたくありませんでした。その当たり前は、患者さんのためならどこのどんな医師であっても、協力し合って当然というものでした。しかし、その地域、またコミュニティにはそこに長く続いてきたやり方や考え方があるのですから、まず現行の方法や習慣などに対して関心を持ち、理解しようとする姿勢が必要だったのかなと思っています。無理やりに自分の価値観を押し通そうとせず、コミュニティの「やり方」を尊重することが足りなかったとも思います。

また、地域のボランティア活動に参加したり地元のお店を利用したりすることで、自然と地元の人々との交流が生まれます。医療関係者というより、地域の人々やその地域社会そのものとの関わりになりますが、地元に溶け込んだり距離を縮めたりする良い機会になったかもしれません。

僕は朝から晩までクリニックで過ごして、夜も家の中で過ごしていました。開業当初は気が張っていて疲れていたり、またコロナ禍ということで外出を控えたりしていましたが、最近は少し町中にも出るようになって、ほかのクリニックや病院の先生とも飲んだりする機会が増えてきました。やはり、コミュニケーションは自分から積極的にとっていかなければならないものだと思いました。

そして焦らないこと。長期的な関係を築くためには、時間をかけてじっくりと人間関係を築いていくんだという心構えを持つことです。何か意見やアドバイスをもらったなら素直に受け入れ、感謝の気持ちを忘れないでいたいと思っています。自分のスキルや経験を地域社会のために活かすことで、きっと患者さんやほかの医療関係者からも認めてもらえるはずです。でもそれだけではなく、地域の問題や課題に関心を持ち、解決に向けて協力する姿勢を見せることが大切です。

歓迎されていない現実に直面したときの失望をなんと表現していいか分かりません。しかし、この洗礼は僕を鼓舞し、より一層、地域医療への献身を決意させたともいえます。

患者さんの命を救いたいという思いは一緒

高齢者施設での緊急時の対応について総合病院や医師会とスムーズに連携できなかったのは、引き継ぎの不備だけでなく、このような田舎の洗礼が背景にあったのだと思っています。

地方で開業するなら、まず地元の病院に勤務してから開業したほうがよかったのかもしれません。知り合いの医師が増え、地域医療における協力関係が築きやすくなり、このような洗礼を受けるリスクも軽減されたのではないかと、少し後悔することもあります。

ただ、僕は患者さんの命を救うのに、「医師同士の人脈があるか」「知り合いかどうか」「地元出身かどうか」「身内か、よそ者か」はそれほど重要なことなのかと疑問を感じています。どんな医師でも協力し合ったらいいのに、地域医療を上手く回していくため各持ち場にいる医師が連携することが、なぜこんなにも難しいのでしょうか。

地域医療がもっとオープンになれば、地域医療に貢献したいと思う医師がつながりを気にせず地方にもっと来やすくなります。患者さんにとっては、医師同士の個人的な関係性や背景は関係がありません。住んでいるのが都市か田舎かというのも関係ないことです。患者さんにとって重要なのは、どこにいても誰でも最良の治療を受けられることのはずです。

どんな医師でも、患者さんの命を救いたいという思いは一緒だと思います。互いに情報を共有し協力することで、患者さんの治療に最善を尽くすことができるのです。そのときに、医師同士の相互信頼と理解があることは重要です。でも、最初その場にすら立たせてもらえなかったことは非常に苦しい経験でした。

「患者さんを断らない」診療理念を貫く

「来た患者さんはどんな疾患でもとりあえず断らないですべて受けてくださいね」

これは僕がいつもスタッフに伝えていることです。「患者さんを決して門前払いしない」ということです。どんな患者さんでも、まず診たいと思っています。

「子どもは無理です」「心臓は診れません」とは言いません。言っていると、地域医療は成り立ちません。だから、自分の手には負えない可能性があってもまずは一回、ちゃんと顔を見て診察をしたいと思っています。

もちろん、「これは○○科で診てもらうとよいですよ」「病院でもう少し詳しく調べてもらいましょうね」とほかのクリニックや病院を紹介することもあります。「それなら断っているのと同じではないか!」と思うかもしれませんが、違うのです。患者さんにとって「いったんは受け入れてもらえた」「どんなときでも相談できる」そう感じることができる場が必要なのだと信じて活動しています。そう思ってもらいたいです。

「ほかの病院に行けなんて言わないで、先生がなんとかここで診てくださいよ」と言われることも多いです。もちろん、できるだけそのようにしてあげたいと思います。しかし、胸部レントゲンが真っ白で心不全が疑われるとき、心電図で明らかな不整脈がありつらくて動くこともできない、また言葉が思うように出ず手足も力が入らない、あるいは激痛で顔を歪めながらクリニックに飛び込んでくるような患者さん、傷口が大きく開き出血がひどく、中の組織まで見えてしまっているような患者さんに対しては、「総合病院で一度診てもらいましょう」と言わなければなりません。

「一度しっかり調べてもらったら、その後また、当院で対処できることはやりますからね」と安心してもらえるようにしています。

今、医療の専門化が進み、一人の医師が診ることができる範囲は狭くなってきています。だからといって専門以外は診ない、専門医がいないから別のところに行ってくれでは、医師がいくらいても足りなくなるばかりです。その結果、医師全体の数が増えているにもかかわらず、医師不足が生じ、診てもらえる病院やクリニックがないということが起きてしまうのです。

そして、総合診療でなんでも診ることをうたっている僕のところには、さまざまな疾患を抱えた患者さんがどんどん集まってくる状況です。それに加え、総合病院からも疾患を問わず多くの患者さんが紹介されます。

例えば、のこぎりで手を切ったなど外傷で駆け込んできた人もいました。外傷はすべての診療を止め、患者さんを待たせ処置をしなければならないため大変です。蜂に刺された人もよく来ます。蜂に刺された人は場合によっては急変するケースもあるので、注意が必要です。また、なかには施設で転倒し明らかに骨折しておりまったく動けない状態で職員に連れてこられるケースもあります。

最近増えているのは、アトピー性皮膚炎に悩む子どもです。ひどい場合は全身にかゆみを伴い、かさつきがひどく、かきむしって血を流していることもあります。本来なら免疫療法を検討したほうがよいほどひどい患者さんには専門的な治療が必要ですが、親の仕事や家庭の事情で何度も病院まで通うのが難しく、僕のクリニックに来院して「なんとか診てほしい」と言われます。

患者さんの急変にも対応できる準備は欠かせません。赤ちゃんや妊婦さんも受診しますし、腎不全で透析をしている患者さんや体に管を入れている患者さんなどさまざまな対応を日々行っています。喘息には吸入器も必要です。また、目薬の処方の要望も多いです。眼の中まで詳しく調べられるわけではないので、症状や困っている内容を聞き、眼の表面を診て対応できる範囲で対応します。はやり目などであれば、僕のクリニックでも対応できます。

正直、僕のキャパシティを超えている数の患者さんを診ているかもしれません。でも、来院する人は診てもらうところがなくて、最終的に僕のところを見つけて来ている人です。その期待には応えたいと思っています。

「よそ者」だったからこそ、認められたい、この地域の患者さんを僕が救ってあげたい、頼ってもらえる存在になりたいという気持ちが大きくなり、「患者さんを断らない」という信念が生まれました。スタッフ全員退職の危機や周りの医師たちとうまくいかなくてモヤモヤを抱えた時期もありましたが、結果として今は自分がやりたかった医療を提供できており、この秋田の片田舎を選んで良かったなと思っています。この地を第二の故郷と考え、医師として地域の患者さんにとってよりどころとなるクリニックにできるよう取り組んでいくことが、僕の今の使命です。

［第3章］

誰も診たがらないコロナ患者を率先して受け入れる地域のニーズに応え総合診療医として信頼を獲得する

コロナ禍における開業

「コロナの最中に開業なんてして本当に大丈夫なのか」「もう少し、様子を見てはどうか」、実は開業準備をしているときから、家族や医師仲間からこう言われていました。

中国で感染が広がっていたコロナは、2020年の2月、横浜港に帰港したクルーズ船「ダイヤモンド・プリンセス号」でのクラスター感染を機に、日本でも連日報道されるようになりました。帰国者・接触者外来が設置され、海外からの帰国者で発熱がある人はPCR検査を受けるなど水際対策がとられる一方、国内ではマスク不足の状況が広がっていました。そして2月末には小中学校、高校の一斉休校措置がとられ、4月には全国に緊急事態宣言が発令されました。日本中が不要不急の外出自粛を求められ、クリニックへの診療控えも起きていました。そんななか、僕は秋田の田舎町のクリニックの継承を決め、契約を進めて同年の9月の開業に向けて準備をしていたのです。

たまたま開業に向けて本格的な準備をスタートし、良い物件と出会ったのがコロナの時期と重なってしまったわけです。しかし、僕は開業をやめることはまったく考えていませんでした。むしろ、コロナだからこそ、地域に医療が必要だと思っていました。もし、様子を見て開業時期を遅らせたとしても、そのときの状況がどうなるかはまったく予測もできませんでした。それならいつ開業しても同じことです。もし僕がこのタイミングで引き継がなければ、このクリニックは閉院してしまうかもしれません。そうなれば、この地域に医療の空白期間が生まれてしまいます。僕は迷うことなく、予定どおり継承開業を進めていました。

東北のなかでも宮城県では、緊急事態宣言やまん延防止などの重点措置が数回にわたり発令されましたが、秋田県では緊急事態宣言は4月のみでした。そして、開業した9月時点で秋田県全域での感染者数は延べ約50人と、人数としては東京や大阪と比べると多くはありませんでした。しかし、これから訪れる秋冬にかけて、コロナとインフルエンザの同時流行の懸念があり、対策しなければなりませんでした。

誰一人コロナ患者を診たがらない――発熱外来立ち上げの道のり

「発熱外来」とは十分な感染防止対策のもと、発熱、咳などの風邪症状がある人を対象に新型コロナウイルスの検査を目的に設置するものです。コロナ感染が疑われる場合、院内に感染を広げないために、一般の外来と区別して設置する必要があります。

しかし、角館周辺の地域では発熱外来を設けているクリニックは一軒もなく、総合病院でも設置していませんでした。

当時は全国的に「発熱していると、病院やクリニックで診察を断られる」といったことが起きていました。熱があるから診てほしいのに、「熱があるなら診れない」と言われてしまうのです。病気はコロナだけではありません。コロナ以外の病気を抱える患者さんの診療を継続していくために、コロナの感染の疑いのある患者さんを断らざるを得ない事情がありました。

しかし、どうしてどこも発熱外来をしないのかと不思議でなりませんでした。確かに発熱外来を設置しても、陽性と分かったときに受け入れてもらえる医療機関が見つからないこともあります。陽性者が出れば、感染源として風評被害を受ける可能性もあります。そうなると、ほかの患者さんも感染を恐れて来なくなってしまうかもしれません。

それでも僕は、発熱している患者さんを診るのはクリニックとして当然だと思っていました。たとえコロナであっても、むしろコロナだからこそ診なければいけないと思っていました。検査しなければ感染の有無が分からないままです。本来、治療しなければならない疾患があっても発熱や咳があるだけで、通常の治療がストップしてしまうというのは非常事態です。検査で陰性を確認できれば通常の治療が受けられます。もし陽性の場合は、残念ながら効果のある薬はありませんでしたが、保健所に連絡をして自宅療法のサポートをしてもらうことができます。

発熱外来を設置するにあたり、防護服やマスク、ガウンなど必要なものは補助金を申請して購入することができました。当時はこれらの備品も逼迫していたので、入手できたのは本当に幸いでした。ほかにも検査機器をはじめ、空気清浄機、発熱外来ドームなどを補助金で設置し、発熱外来を設置するための体制を整えていました。

ただ、開業にあたって改装工事を必要最小限にとどめていたこともあり、室内で一般外来と発熱外来をきっちりと区分することはできませんでした。しかし、建物の外に広い駐車場スペースがあったので、自家用車で来る患者さんはそのまま車の中で待機してもらい、ドライブスルー形式で診察しました。駐車場には発熱外来ドームを設置し、中に診察ベッドや椅子、簡単な診察器具を置くことで対応しました。徒歩や自転車で来た患者さんにはそこで待機してもらい、診察したのです。

この発熱外来ドームは、通りからも目立って通行人の目を引きました。結果的に、発熱外来をしている看板のような役目を果たしてくれました。

献身的なスタッフに救われた

未知のウイルスへの恐怖は、患者さんだけでなく医療従事者にも並々ならぬものがありました。情報も少なく、治療法もありません。検査をするということは、自分たちの感染リスクを高めることであり、死ぬかもしれないことでした。その中で検査をするということは、本当に難しいことだったと思います。

僕自身は医師として、「自分は発熱外来をする」と決めていました。地域のかかりつけ医として当然のことだと考えていたからです。感染対策をしたうえできっちりやればできる、と思っていました。もちろんリスクはありますが、だからといってすぐに諦めるのではなく、発熱外来をするためにはどうしたらいいのかという発想でした。

しかし、スタッフにとってみれば、僕さえ言い出さなければ、あえてリスクの高いことをしなくてよかったのです。

「発熱外来をします」

僕がスタッフの前で言ったとき、一瞬沈黙がありました。

「やりたくない」「怖い」というのは、当たり前の感情です。当時は発熱した人が来るだけでクリニックが感染源になると思われたり、発熱外来で働いているというだけで近づくのを避けられたり、風評被害もありました。当時は陽性者やクラスターが発生した飲食店や会場などは世間から厳しい目を向けられていました。感染のリスクは自分だけでなく、自分の周りや家族にも及ぶかもしれません。みんなそれぞれに事情や思いがあったと思います。

でも、スタッフは一言も文句を言うことなく働いてくれたのです。看護師は最前線で検査を実施し、患者さんの誘導から検査後の報告までしてくれました。受付スタッフは鳴りやまない電話と患者さんへの対応に奔走してくれました。

この地域で総合病院もしていないことを、こんな小さなクリニックで、いきなり来た院長がやると言っただけなのです。スタッフがついてきてくれたことには本当に頭が上がりません。

陽性が出た場合は、診療内容、患者さんの氏名、年齢、住所などのデータをすべて保健所に送らなければいけませんでした。まだ猛暑が続くなか、防護服を着て対応することはかなりの重労働です。看護師の一人は「あのときは体重がかなり減ってダイエットになった」と、のちに笑って教えてくれました。

発熱外来は僕一人では到底できないことでした。本当に立派なスタッフたちだったと尊敬しています。

緊張感高まる発熱外来

発熱外来を希望する患者さんには、まず電話での事前連絡をお願いしました。咳が止まらない、熱が高いなどの症状など電話で問診を行い、その場で解決できる問題はできるだけ解決するようにしました。発熱外来は検査を希望してもしなくても全員来院してもらいました。到着すれば再び電話で連絡を取り合いました。車で来院した患者さんは、車内で待機してもらい、徒歩や自転車の方には、駐車場に設置した発熱外来用のドーム内での待機をお願いします。

準備が整い次第、検査になります。ガウン、マスク、フェイスシールドを装着した看護師が外に出て、車内の患者さんから窓越しに検体を採取します。採取した検体は新型コロナウイルス専用の迅速遺伝子検査ができる装置に入れて検査をしました。僕のクリニックでは、正確で確実な診断を行うために簡易キットは極力使わず、専用の装置で検査を行っていました。検査装置は大学病院でも導入されているレベルのものであり、受診したその日のうちに結果を教えることができたのは当時ではかなりまれなことだったと思います。出た結果は僕や看護師が患者さんごとにガウン、マスク、フェイスシールドを装着し直して、直接1件1件報告にいきました。

検体を採取しそのまま装置に入れるだけでは検査はできません。いくつかの機器を使い、制限時間内に決められた順序で測定を進めなければならず看護師はかなりの労力を要していたと思います。

でも、「陰性です」と言ったときの患者さんたちの安心した顔を見たときは、僕もほっと胸をなでおろすことができました。それからほかの原因による発熱の可能性を診断し、必要な薬を処方します。

一方で、陽性の結果を伝えるときの緊張感は計り知れませんでした。治療薬はなく、解熱剤を処方するしかありません。自宅療養や保健所への連絡方法を説明するのですが、その間に患者さんが重症化してしまうのではないか、死んでしまうのではないか、という不安や恐怖に満ちていました。

これまで体験したことのないウイルスです。患者さんの不安や恐怖は相当のものがありました。「このまま様子見で本当にいいのか」「大きな病院へ紹介しろ」「なんで陽性なんだ。どこで感染したんだ」など怒りとなって怒声が飛ぶことも何度もありました。逆に、強迫症のようになり、心配で冷静でいられなくなってしまう人もいました。症状に対する処置だけでなく、患者さんへの精神的な対応が必要でした。

僕たちが提供できる検査や治療は限られています。患者さんにはその現実を伝えるしかありません。理解を示す患者さんもいれば、「十分な対応を受けられなかった」と不満に感じる患者さんもいました。この地域でどこも行っていない検査を必死にして、診察しているにもかかわらず、怒声をあびせられることに悲しくなりました。当時、毎日真摯に対応してくれた看護師たちやスタッフたちには感謝しています。

しかし、同時に患者さんが感じたこともまた事実だったのだと思います。当時、患者さんの不安や恐怖を完全に取り除くことは僕、看護師、事務スタッフにはできていなかったのです。それをするには、医療従事者にとっても、かなり大変な状況でした。

先程のような流れで発熱外来の対応をしていると、患者さんの待ち時間が非常に長くなります。検査結果自体は陽性なら最短6分で出るのですが、患者さんごとに検査の準備をしたり、機器をリセットしたりすることに時間がかかりました。僕たちがガウンやフェイスシールドなどの着脱を行う時間もあります。そのため、患者さんは来院してから結果が出るまで少なくとも1～2時間以上待っていることもありました。やっと順番が回ってきたと思ったら、医師からは陽性か陰性かを伝えられるだけです。僕はいつものように積極的に聴診をしたり口の中を診たりすることを控えるため、診察時間も短くなります。一般外来をしているなかで発熱外来を立ち上げているので、一般外来の患者さんも診なくてはなりません。僕自体が感染しないよう、発熱患者と接触する時間を最小限に抑える努力をしなくてはなりません。

「これだけ待たせて、たったこれだけ⁉」という怒りはよく分かります。なかには怒って、診察代を払わずに帰った人もいました。

陽性が出て、「ありがとう」と言ってくれる人はまずいません。「自分が感染しているはずがない」「どこにも行っていないのに！」とショックを受ける人がほとんどです。そしてそのショックの矛先が、怒りとなって、僕やスタッフのところに向かってきます。

「陽性になったら村八分にされてしまう」

田舎は、都市部に比べて閉鎖的なコミュニティです。言葉にしなくてもそんな暮らしにくさもあったと思います。当時は、田舎だけに限らず、全国あらゆるところでそんな排他的なムードがあったように思います。しかし、秋田の片田舎ではその傾向はより強くありました。コロナ陽性が明るみにされることは不安を超えて、怒りになりやすかったのです。発熱外来はコロナへの怒りに満ちていました。

「もう発熱外来をやめてしまおうか」

何度もそんな思いがよぎったことがありました。でも、発熱外来を続けたのは、検査をすることで感染拡大を食い止めることができると思っていたからです。陽性が判明したら、当事者の方には療養に専念してもらいたい。そして、発症・待機期間は自宅などにとどまることで、感染拡大を最小限に抑えられます。会社や学校などで感染爆発することも防げます。陰性であれば、「感染したかもしれない」「感染していたらどうしよう」という不要な不安や恐怖を感じながら過ごすことはなくなります。しっかり予防対策をとりながら、必要な生活を続けていけます。

僕がやめたら、この地域の患者さんの行き場がなくなってしまう、そんな使命感がありました。

幸いなことに、クリニックでは感染は発生しませんでした。コロナ感染で診療がストップしたことはなかったのです。そのことは非常に良かったですし、「しっかりと対策をとればやれるんだ」という僕たちの自信にもつながったように思います。

緊張のなかで頑張ってくれたスタッフにも達成感がありました。

「未経験なことだから戸惑いはあったが、やるしかないと思っていました」「通常業務に発熱外来の仕事が増えて、明らかにキャパオーバーでした。自分に務まるのか、自分たちも感染しないだろうかと不安になったこともありました。でも、みんなで協力したからやってこられたと思います」「次から次へとかかってくる電話対応がとにかく大変でした。患者さんを長い時間待たせてしまうことへの申し訳なさもありました。どうすることもしてあげられないことがストレスでした」「患者さんからごめんね、よろしくね、ほかで断られてここでしかできなかったのよ、ありがとうね、と言われたときは、やってよかったと誇りに思えました」

現在は、迅速遺伝子検査装置をさらに1台追加し、抗原検査機器も2台導入しました。合計4台の検査機器があり、検査体制としては総合病院に匹敵するレベルだと思っています。

突然亡くなった2歳の女の子

コロナ禍で診た患者さんのなかで、どうしても忘れられない患者さんがいます。2歳の女の子です。

ある晴れた日の昼前、彼女は母親に連れられてクリニックにやって来ました。熱と咳といった風邪症状があり、受診に来たのです。僕は念のためコロナの検査をしておくことにしました。熱はあったものの彼女の様子はとても元気そうで、待っている間もぐずる様子はいっさい見せず、機嫌よく過ごしてくれていたのでよく覚えています。きっと陰性だろうと思っていたのですが、結果は陽性だったのです。

当時、子どもはコロナにはかかりにくく、かかっても軽症で済むと考えられていましたが、母親は不安げな表情を隠せずにいました。僕は「もし症状が悪化するようならすぐ、総合病院に行ってくださいね」と伝えました。

母親は女の子をあやしながら頭を下げて、クリニックをあとにしました。

その日の深夜のことです。女の子の容態が急変し、救急車を呼んだものの、搬送途中で息を引き取ったというのです。

「昨日はあんなに元気だったのに……」

僕は信じられない思いでした。ご家族はもっと信じられない気持ちだったと思います。

「なぜそんなに変わってしまうのか。これがコロナなのか」

その夜、僕は眠ることができませんでした。改めてコロナが怖いと思いました。いつ急変するか分からず死に至る、そういう可能性がある病気なのです。予測不能な進行をする新型コロナウイルスへの恐れが、僕の心の奥底に深く刻まれました。

このあと、発熱外来を続けることへの恐怖に襲われました。診る患者さんたちに対して、「この人も、もしかしたら急変してしまうかもしれない」「そうなったとき、自分にいったい何ができるんだ」「何もできないじゃないか」、そんな恐れと無力感が押し寄せてきて頭がおかしくなりそうでした。陽性が出ても「無理せず、よく気をつけて過ごしてくださいね」と言うことしかできないのです。医療従事者として自分の限界を痛感しました。


その後、オミクロン株などウイルスの型が変遷していき、徐々に感染力や症状も弱くなっていったかと思います。コロナワクチンも普及し、今では急変するケースや死亡に至るケースは以前ほどはありません。それでもコロナの陽性反応が出た方には、「十分に気をつけてくださいね」と言わずにはいられません。

亡くなった女の子のご家族は、今でも僕のクリニックに通ってくれています。姉妹がいて風邪をひくと連れて来て、ワクチン接種にも来てくれます。そして、母親は「あのときはありがとうございました」と言われるのです。結果として僕は女の子を救うことができず、医者として何もしてあげられなかったのに、「先生ありがとう」と言われるのはとてもつらいことでした。この一件を経て、もうこんな無力感は味わいたくない、「患者さんを救う」という医師の当たり前の役割を果たしたいと思い、新しい医療技術や薬は積極的に取り入れ、少しでも多くの患者さんを救えるように努めています。

クリニックでコロナワクチンの接種をスタート

コロナのワクチンが普及するようになると、ワクチン接種施設として手を挙げることにしました。

ワクチン接種はこの地域では集団接種会場でしか行われていませんでした。総合病院やクリニックでは実施していなかったのです。しかし、自宅から近く、自分の健康状態のことも普段からよく知っているかかりつけのクリニックでワクチンを接種することができたら、患者さんにとってはいちばん安心です。高齢者にとっては不慣れなインターネットを使って予約をすることもなく、予約電話がつながりにくいといった事態も軽減されます。

僕はなんとかクリニックでワクチン接種ができないだろうかと情報を集めていました。すると、隣県の岩手県では、ワクチン接種をしているクリニックがいくつかあることが分かったのです。

クリニックでもできるのだと気づいた僕は、厚生労働省のホームページを確認し、コロナワクチン接種の手引に準じて集合契約による市町村との委託契約、ワクチン接種円滑化システム（V－SYS）の登録、接種体制の確保など自分たちでできる範囲で準備を進めました。また、市町村との連携が必要だったため市の新型コロナウイルスワクチン接種推進室に連絡を入れたところ、「個別接種については何も決まっていないため受け付けられない」と断られてしまいました。そのあとも「受け付けられない」と一方的に言われ続けたのですが、厚生労働省の手引があること、接種の体制も整えていることを何度も説明し、ようやく市の協力が得られるまでになりました。

ところが、市が管理していた集団接種リストのなかから、僕のクリニックで個別接種を受ける接種者リストも送られてきていいよというとき、突然医師会長から電話があったのです。電話口では「この地域での個別接種は認めない」との一点張りで、理由は説明されませんでした。厚労省の手引に則り市との協力も得られているのにもかかわらず、受け入れられません。諦めきれずに電話口で説明しましたが、とうとう電話を切られてしまいました。接種予定日の1週間前のことです。医師会に逆らうことはできませんし、しかもこちらは新参者です。諦めるしかありませんでした。世界を脅かす感染症に対し、ワクチンという光が見えたのもつかの間、やり場のない怒りと脱力感でいっぱいでした。

僕は医師会の説明に対して諦めきれず、地域で唯一発熱外来をしていることや、緊急時の対応も十分できることを再度アピールしましたが、医師会の決定が覆ることはありませんでした。

その後、何もできず時間だけが過ぎ、結局、僕のクリニックで新型コロナワクチンの個別接種が始まったのは9月に入ってからで、申請を開始してから8カ月も経過したあとでした。

この地域では、一度は集団接種が終了し個別接種へ移行するはずでしたが、参加医療機関がなく結果的に2024年2月時点において、集団接種が再開されています。個別接種を続けているのは自分たちだけであり、2023年の秋の時点では、ワクチンの予約を限定していることもありますが、3カ月先まで埋まるほど需要はあります。ワクチン接種は、接種後に院内に15～30分ほど残って副反応などが出ないか確認してから帰宅してもらいます。また、ワクチン1本につき接種できる人数は6人です。ワクチンの無駄が出ないように希望者の人数が集まってから、接種するようにもしています。そうすると、外来診療しながらでは一日に受けられる人数に制限が出てきます。

ほかでも同様で、希望していても接種したいときに接種できない人がたくさん出ている状況です。特に高齢者や持病がある人は接種が必要ですし、若い人も感染予防の観点から接種してほしいです。ワクチン自体の在庫はあるので、接種できるクリニックが増えれば、ワクチンを受けられる人は増えるはずです。

都市部であればもっと多くのクリニックで接種できます。しかし、地域によってこのように接種のしやすさにも格差が生じています。田舎であればあるほど高齢者も多く、ワクチンの必要性は高まりますが、現実は対応できていないのです。

なぜ、クリニックはコロナワクチン接種を実施しないのか、それは、コロナワクチンの契約・登録、来院予約、保管・温度管理、経過観察する待合スペース、もしかしたら起こり得る副反応への対応などが非常に煩雑で面倒であるからだと思います。

それゆえ、コロナワクチンを接種しても、忙しくなるだけで利益には結びつきにくいのです。患者さんは無料で接種できますが、医療機関に入る診療報酬は全国統一の単価で約2000円となっています。ワクチンの無駄が出ないような予約調整が必要なうえに、1回接種するたびに15～30分間の経過観察をしなければならず、一日にたくさんの数をこなすこともできません。手間と時間がかかるのに、診療報酬は安いといえます。

しかし、儲からないからやらない、手間だからやらないというのは医療ではありません。かかりつけ医として自分の患者さんを守るために、せめてワクチン接種はしてあげたい、そう考えている開業医も多いのではないかと思います。かかりつけ医を取り巻く環境も厳しく、できないでいるクリニックもあるのかもしれません。かかりつけ医がコロナワクチン接種医療機関となりやすくなるような、国の政策も必要なのです。

徐々に広がる患者さんの口コミ

発熱外来の設置やコロナワクチン接種をきっかけに、クリニックの認知も広がり患者数は大幅に増えました。発熱していても診察しますし、コロナの検査もしますし、ワクチンも打ちます。「コロナで困ったらここに来ればいい」と思ってもらえたのだと思います。

開業当初は一日30～40人程度だった患者数は、今では60人ほどになりました。冬の時期には、インフルエンザの予防接種も含めたら、１００人近い患者さんが来ます。

「熱があるときはあそこなら発熱外来がありますよ」「ほかの予約がいっぱいなので、あちらのクリニックに聞いてみてください」など、患者さん同士の口コミだけでなく、ほかのクリニックや新型コロナワクチン接種推進室として実施している市からも紹介されて来る患者さんもいるようです。

当初は地域で「よそ者」と見なされていた僕ですが、コロナ禍での対応を通じて徐々に地域社会に受け入れられるようになったのかと思っています。コロナという厳しい状況のなか、地域のニーズに応えることで、クリニックは地域に欠かせない存在となれたのです。

［第4章］

若手医師たちに示す地方でのクリニック継承開業という選択肢

医療格差を解消し、地域に根差したクリニックを目指す――

あらゆる世代が訪れやすいクリニックづくりに取り組む

２０２４年３月、開業して３年半が過ぎました。

開業して以来、既存の患者さんへの対応やコロナや発熱外来対応のための体制を整えることが急務でしたが、乳児や小児など若い患者さんが増えたこともあり、今後はどんな患者さんでも受け入れられるよう、子どもへの対応強化と高齢者がより診療を受けやすくなる体制を整えていきたいと考えています。

例えば、子どもは風邪がメインではありますがアトピーなどの皮膚疾患の患者さんが増えてきています。また、現在、予防接種はインフルエンザをはじめ、肺炎球菌ワクチン、麻疹風疹ワクチン、おたふくかぜワクチン、水痘（みずぼうそう）ワクチン、破傷風トキソイドなどひととおり行っています。以前問題になった子宮頸がんワクチンは早い段階で僕のクリニックでは接種を始めています。これからも子どもに必要な予防接種の種類を増やしていく予定です。子どもが院内で安全に過ごせる待合スペースの拡充も検討中です。

高齢者に向けては、治療法や健康法の情報発信を強化していきます。例えば、糖尿病や高血圧、尿酸値が高い人にはどんな食事が必要なのか、身近な内容から最近の新しい医療情報まで、チラシにまとめて配布したり院内に掲示したりしていきたいと思っています。本来は診察時間内に伝えられることがいちばんですが、難しい場合のフォローとしての位置づけです。患者さんに待合いなど時間のあるときに読んでもらい、分からないことやもっと知りたいことがあれば、そのチラシをきっかけに診察時間に聞いてもらうと、よりコミュニケーションが深く、有意義になると期待しています。

開業当初と比べるとクリニック内の雰囲気や様子は、様変わりしたように思います。やはり、待合室に乳児や小さい子ども、若いファミリーが増えたことは大きいと思います。小さい子どもを見ると、高齢者の顔が、ぱーっと明るくなります。その場の空気もすごく和み自然と会話も弾みます。患者さんには一人暮らしの高齢者が多いので、クリニック内が近隣の方とコミュニケーションできる場となることも大事だと思っています。専門的なクリニックなら患者層も偏るかもしれませんが、総合診療だからこそ、幅広い層の患者さんが集まります。高齢化や過疎化が進む地域における総合診療クリニックが果たせる役割の一つだと思っています。

また、新しい試みとして、ＡＩが診断するレントゲンを導入しました。病気やしこり、肺炎など疾患がある場所がヒートマップ式に色がついてマーキングしてくれるレントゲンです。肺がつぶれる気胸の早期発見にも有効です。僕が一人で何枚ものレントゲン画像をチェックするのは時間もかかり負担も大きくなります。しかし、このレントゲンではＡＩがしっかり診るべきところを解析して知らせてくれるので、ＡＩとの二重チェック体制によって診療を進められます。いわば僕の助手のような役割を担ってもらっているのです。また、高齢の患者さんに病状を説明する際にも、専門用語などを使わなくても、視覚的に状況を伝えることができることも利点に感じています。

一方、働き世代の30代、40代の人が、クリニックを訪れる機会はあまりありません。コロナ感染が気になって発熱外来に来るケースや、風邪をひいたときなどに限られます。クリニックに来なくていいというのは、それだけ健康に問題がないということで医師として喜ばしいことです。僕としては、そんな働き盛りの人たちがいざ病気になったり怪我をしたりしたときに、ここに行けば安心と思ってもらえるクリニックをつくっていくべきだと思っています。

実際、開業してみて分かったことなのですが、30代、40代の人は、クリニックの医師の腕前や評判はもちろんのこととして、さらに「待合室の環境が充実しているか（読みたい雑誌などがある）」「問診や運営にタブレットや電子カルテなどを導入しているか」「トイレや室内が清潔できれいか」などといった環境面や衛生面も気にしていることが多いようです。

僕は開業以来、電子カルテの導入など設備投資を積極的に行い、診療環境を整えた一方で、患者さんにとって快適で過ごしやすい空間をつくることも心がけてきました。やはり医療機関である以上、清潔さは必須です。こまめに掃除を行い、特にトイレはいつもきれいな状態にしておこうとスタッフにも呼びかけています。

患者数増加に伴う課題はスタッフが臨機応変に対応

クリニックを維持していくためには集患が何よりも重要ですが、これまで僕のクリニックではありがたいことに患者さんが来ないと悩んだことはありません。そのため、経営に不安を感じることもなく、ここまでやって来ることができました。

ただ、患者数が増えると「患者さんの待ち時間が出ないようにすること」「診療時間を充実させること」との両立が課題になってきます。

僕のクリニックでは、待ち時間や患者さんの受付対応については、スタッフが一手に担ってくれています。冬の時期は一般診療だけでなく、インフルエンザの予防接種や発熱外来の人数も増え、看護師の仕事量が多くなります。受付でたくさん入れてしまうと看護師が回らなくなってしまうので、そうならないように受付と看護師が院内の状況を確認し合いながら連携をとってくれているのです。ウェブ予約も導入はしていますが、システムの効果よりスタッフの経験値が大きく働いているように感じます。長年一緒に働いているベテラン同士の妙とでもいうのでしょうか。僕には分からない、あうんの呼吸があるようです。

例えば患者さんが多くなってきたら、「ごめんなさいね、ちょっと今混んでいて○分くらいお待たせするかもしれない状況なのですが、ご都合は大丈夫ですか」と自然に声をかけているスタッフの姿をよく見かけます。予約の電話や問い合わせの電話でも、「この日のこの時間なら比較的早く診療してもらえると思いますが、ご都合はいかがですか」「具合はいかがですか。苦しいようなら看護師と相談しますからね」など、患者さんとの自然なコミュニケーションのなかで、それとなく院内の状況を伝えつつ、患者さんをいたわってくれます。そうして、できるだけ待ち時間が出ないように調整したり、出たとしても患者さんに不満が残らないような形を模索したりしてくれています。システムだと「予約が取れるか、取れないか」の「0か、100か」のような対応になってしまうところを、グラデーションをつけて柔軟に対応してくれているのです。

インフルエンザの予防接種については予約制にせず、「いつでも希望する人に打てる体制」をとろうとしていた時期がありました。ただ、これは運営がパンクしてしまいそうになりました。その経験を踏まえて、ある程度の目安や予約配分を調節し、スタッフ間で上手く回してくれているようです。僕が彼女らに伝えているのは、「来てくれた患者さんはどんな患者さんも診たい」ということだけです。ただ、人数が増えるとスタッフの負担も大きくなるので、「無理をしない範囲でよろしくお願いします」と添えてはいるのですが、僕の意向をよく汲み取って対応してくれています。僕が指示しているというより、「お任せ」で、できる範囲内でギリギリいっぱいの人を受け入れてくれています。患者さんの個性を熟知したスタッフがいてくれることはとてもありがたいことです。僕が知り得ない情報を教えてくれることは継承の最大の利点であると思っています。

地域に必要不可欠な医院になるにはまだまだ道半ば

「どんなことでも診てくれるみたいだよ」「あそこで断られてもここでなら大丈夫かもしれないよ」など、患者さん同士の紹介や口コミが広がり、徐々に新規の患者さんが増えてきました。

その分、開業当初よりも対応が難しい事例が増えてきているのは事実です。

そのため、患者さんの期待に応えられないこともあります。例えば、皮膚にできものがある患者さんが来て、「先生、これはなんですか？」と聞かれたとき、明らかな腫瘍性病変であったり、こうなった「原因を」教えてくれと無理を言われたりしてすぐに返事できないことがありました。不整脈や狭心症の既往のある方が来られて相談を受けたときにも、その場ではすぐに答えられませんでした。

僕のクリニックの噂を聞いて、わざわざ遠方から期待をして来てくれている患者さんもいます。そのような患者さんに対して、「自分は本当に十分に診られているのか」「どんな患者さんも診ると標榜していいのか」と悩む場面も増えてきました。

もちろん、日々、医師として勉強をして知識や情報をアップデートして対応できるようには努力をしていますし、その場で対応できなかったことは調べて返事をするようにしています。しかし、やはりこういうときには「連携」が重要になります。専門の病院やクリニックで診てもらったほうがいいことをお伝えするだけでなく、すぐに相談できる医師や医療機関があれば、もっと上手く回っていくと思うのですが、まだまだ連携ではつまずくことがあるのが現状です。特にすぐに総合病院へ送りたいときに、時間外だったり、専門医がいなかったりする場合です。
　ただ、最近は総合病院との連携も比較的スムーズにとれるようになってきました。総合病院に出張医師として来ていた医師がなんと、僕がアメリカ留学時代に一緒に過ごした同僚だったのです。久々に再会を果たし、自分の患者さんの相談をしたり、クリニックの現状を聞いてもらったりするなかで、病院での受け入れが以前よりもスムーズになってきたのです。どの出会いが、どこでどうつながっていくのか分からないものです。

　病院は大きな組織でしがらみやルールがあり、何かを変えることには時間がかかりますが、中で働いている医師一人ひとりの考えや行動でも、これほど変わるのです。でも、だからといって個人の医師だけの力に頼るのは限界があります。たまたまそこにいた医師同士が知り合いだったから連携ができて、そうでなかったら連携が上手くいかないというのでは医療は回りません。都市なら医師の数が多いので、「この人とは相性が合わないから連携しにくい。でも、あの人とならやりやすいからあちらに頼もう」とできるかもしれませんが、田舎では医師の数も限られていて、ほかの選択肢がないのです。一人ひとりの医師の行動も大切ですが、組織として病院とかかりつけ医がどうやって協力体制を目指していくのかはとても大切です。

高齢者への医療提供

特に予期しない症例の方が来られたときに、限られた検査のなかで診断を下していかなければならないのは非常に難しく、ストレスもあります。

でも僕は、大学病院での研修時代に多くの重症例にも関わってきました。肝臓、胆囊、膵臓に関する大手術や移植手術でも全身管理の経験もあります。だから、「これはクリニックで様子を見ても大丈夫だ」「これはより詳しい検査が必要だろう」「至急、対処しなければならない」などといった判断にはある程度自信があります。診断が難しいからと、なんでもかんでも総合病院に送っていれば総合病院がパンクしてしまいます。定期的な見守りや薬の処方で対応できる人はしっかりクリニックで継続して診てあげて、総合病院での治療が必要になったときに患者さんを間違いなく紹介できるような診療をしていかなければならないと思っています。

これからますます高齢者は増えていきます。高齢者が具合が悪くなったときに、どこでどのように対応するのがいいのか。総合病院に送るのがいいのか、かかりつけ医で診るのか、もしくは在宅医療なのか。積極的に治療をしても改善が見込みにくい高齢者に提供できる医療は狭くなっていく可能性があります。そうなると治療ではなくて、ケアをいかにしてあげるかといったことがテーマになってきます。

総合病院は基本的に「治療」をするところであり、ケアが必要な患者さんが行ってもできることが少なくなります。では、日々衰弱していって施設にも入れないような人はクリニックでずっと診ておけばいいのかというと、そうではありません。

高齢者の治療については、家族のサポートが厚く、積極的に治療を望む場合もあれば、まったく家族の関わりがなく、診察にもついて来られない場合もあります。もちろん、身寄りのない人もいますし、認知症でコミュニケーション自体が難しい人もいます。本当にさまざまなケースがあり、一概にまとめることはできません。

かかりつけ医としてどんな人も診ていくわけですが、患者さんと総合病院の間をどのように取り持てばよいのか非常に難しく感じています。

僕が高齢者を病院に送るときは、病院の医師から今後の治療方針についての方向づけやアドバイスがほしいと思っているときがあります。総合病院で詳しい検査をして診断を受けられれば、かかりつけ医として今後の対応を明確にしていくことができます。

しかし、総合病院からしてみれば、この患者さんは「治療できるか、できないか」という視点でとらえます。治らない可能性が高いのであれば、総合病院で処置をする対象から外れてしまい、「どうして総合病院に送ってきたの」ということが先に立ってしまうのです。

ある車椅子の高齢の女性のご家族から、「ペースメーカーをつけており、そろそろ電池交換が必要な時期になる」と相談がありました。電池交換には手術が必要なため、クリニックでは対応ができず、総合病院を紹介することになります。患者さんに自己心拍がなく、心臓の拍動すべてをペースメーカーに依存している場合は、電池が切れれば心拍停止に至る可能性があります。そうではなく、自己心拍があってペースメーカーを補助的に使っている場合なら、電池が切れてもすぐに問題が起こるわけではありません。そのまま何もせず、様子を見ることも選択肢の一つになります。

そのような対応が考えられるうえで、患者さんの健康状態や、置かれている状況、年齢や一人暮らしなのか、家族と同居しているのかなどといった個人的な状況も照らし合わせて、「積極的に治療を望む場合はこうできます。そのときのリスクは○○です」「もし、様子を見る場合は手術の負担なく済みますが、このような経過をたどることが考えられます」「このような場合は、かかりつけ医で診られる範囲になると思います」紹介先ではこんな対応をしてもらえると、とても助かります。

患者さんや家族に治療の選択肢を伝えて、そのなかで納得がいく選択をできるように、協力・連携をしてきたい。ところが、現実は「これ以上は専門外だから診れない」「うちの患者さんではない」という話にすり替わってしまうことが多いのです。

総合病院の医師とかかりつけの医師では普段から接している患者さんの層も違います し、求められている治療内容も違います。総合病院の医師は重症や緊急の患者さんを治療することに一生懸命取り組み、多忙な日々を過ごしています。僕もかつては勤務していた経験があるので、それもよく分かります。僕自身、振り返ってみても、総合病院勤務時代に患者さんに優しく丁寧に接することができていたかといえば、そうではありませんでした。多忙な勤務のなかで余裕がなく、「これは総合病院で診るべき患者さんではない」「かかりつけ医でなんとかしてほしい」と感じていたこともあったのです。

ただ、実際に田舎で開業して痛感したのは、治すだけが医師の仕事ではないということです。90代の老夫婦が「心臓に問題がないから」といってすぐ帰されてしまったのも、正論ではありますが、本当にそれでいいのだろうかと思うのです。動くこともままならず苦しがって受診した老夫婦のような弱い立場で不安を抱えている患者さんの気持ちについて、これからの若い医師の方にはぜひ知ってほしいと思っています。

高齢者の不安を取り除く

高齢化が進み、在宅での看取りも増えています。実は僕が訪問診療を引き継いだすべての患者さんは、この3年半の間でお亡くなりになりました。今は外来の患者数も多く、新規での診療はしていませんが、急な体調変化や具合が悪いときには、自宅まで訪問しています。

しかし、ここにも限界を感じています。独居老人が増え、クリニックにまで診察に来ることが困難な患者さんは今後増えていくことは目に見えています。しかし、各家庭が地域に点在していて、僕一人で訪問をするには時間が到底足りません。

そんななか、オンライン診療は、クリニックに来ることが難しい人々への対応策として注目されています。僕自身も開業前から、いずれオンライン診療を導入したいと考えていました。しかし、実際にクリニックを開業してから気づいたことがあります。オンライン診療の主な対象者は、働き盛りで時間がなくてクリニックに来られないという若い人々であって、高齢者ではないということです。

僕が接する多くの高齢者や身寄りのない方々は、直接医師と対面して話をすることを望んでいます。そのことで、精神的にも安定して元気になってくれるように感じます。オンライン診療にしてしまうと、採血や検査は往診車で済ませ、医師は結果をオンラインで伝えるだけです。なんとも味気なく、温かみが失われてしまうと思いませんか。特に、過酷な環境で暮らしている方には「何かあったら行きますからね」と言ってあげることが必要です。このことが患者さんを真に支えることにつながるのではないかと考えるようになりました。

医師としての役割は、病気を治療することにとどまらず、患者さん一人ひとりの状況や心情を理解することです。実際に、話を聞くだけで患者さんの症状が改善することもあります。診察時に病気に関する具体的な相談を受け治療するだけでなく、日常生活での些細な不安や悩みを共有することが、患者さんにとっては大きな安心感をもたらすことがあるのです。

血圧計で数値を見て、「血圧が高いですね。薬を増やしますからしっかり服用してくださいね」という医師の言葉よりも、患者さんが「この間、家の2階に上がろうとしたら、また階段で足をぶつけてしまって……」と話すのをうなずきながら聞いて、「階段で足をぶつけてしまったんですね、大変でしたね」と言ってあげることのほうが、実は患者さんにとって大きな支えになる場合も多いのです。

だから、診察ではなるべく話を聞くことを大切にしています。

「この人は何を訴えようとしているのだろう」「何を話したくてクリニックまで来てくれたのだろう」と想像をしながら話を聞くのです。

このような経験から、高齢者にとっては単にオンライン診療にしたら問題が解決するとは限らず、異なるアプローチが必要だと感じるようになりました。それでも、地域医療の発展のためには、このような新しい取り組みの普及は良いことだと思います。先日は、隣町でオンライン診療を導入し始めたという医師の話を聞き、僕も僕なりの方法で地域医療に貢献したいという意欲が高まっています。高齢者にとって最も適した診療方法を模索し続けることが、当面の僕の課題かもしれません。

若いドクターが地方で継承開業する社会的意義

大学では、医学生に地方の医療現場を体験させる「地域医療実習」というカリキュラムがあります。これは、学生が地方のクリニックや小規模病院、在宅医療の現場を実際に見て体験する機会を提供するものです。しかし、僕はこの実習で地域医療の本当のリアルに踏み込んでいるかどうか疑問を感じています。

というのも、僕自身もかつて、このような実習に参加したことがあるのです。田舎で数日を過ごし、病院やクリニックでの診療に立ち会い、在宅の往診にも同行しました。しかし、その体験から得られたのは、田舎の診療がのんびりしていることや、患者さん同士が皆知り合いのような関係性にあることなど、田舎に関する表面的な印象に過ぎませんでした。
でも、実態はそうではありません。数日の実習では決して見えないリアルがあったのです。

僕は開業する際、前院長から数人の定期訪問診療の患者さんを引き継ぎました。いずれも80代以上の高齢者でクリニックまで来院するのが困難な状況にあるため、自宅を定期的に訪問していました。

クリニックから車で15分ほど離れた距離で、遠くに行けば行くほど家と家の間隔も広くなっていくようなエリアです。人通りの少ない道をさらに奥へ入っていくと、ボロボロの家がありました。その周りには複数の野良犬や野良猫が歩きまわったり、寝そべったりしています。家の中に入ると、机の上にはお酒と残飯が置きっぱなしで、ハエが群がっていて、動物は自由に家の中を我が物顔で行き来しています。奥を見ると、屋根が崩れ落ちて外の光が差し込んでくるほどです。床に水じみが広がっており、家の中なのに砂まみれです。その合間にある布団の上で横になっている患者さんの姿がありました。
こんな過酷な状況下で生活をし、定期訪問を待っている患者さんがいるのです。この人には家族はいますが介護に積極的ではなく、近隣の人が生活するのを手伝ってくれていました。

いわゆるゴミ屋敷、猫屋敷のような家は、田舎では決して珍しいことではありません。高齢者が一人で暮らしているケースもあれば、高齢者同士の兄弟がともに暮らしていることもありました。病気の後遺症などで手足が不自由な人もいます。健康面から動ける状況でなく、買い物に行ったり、家の中を整理したりするのも困難です。トイレに行くこともできないため布団がかなり汚れたままの状態で横たわる患者さんもいます。徐々に自立して生活をすること自体が困難になり、なんとか毎日をしのぐことで精いっぱいになっていったのかもしれません。

このような実態を見てもらえれば、地域医療というのは「ただ単に病気を治すだけではない」こと、まして「臓器だけを治療して終わりではない」ことが分かってもらえる可能性はあると思います。

僕は実際に田舎で開業して、このような地域医療が抱える厳しい現実を初めて目の当たりにしました。これまで大学病院や総合病院、アメリカの留学先などで見てきたものとはまったく違うものでした。日本には避けて通れない、貧困問題や地域格差があるのです。家族を失い、一人で生きていかなければいけない人。

なんらかの病気や障害を抱えて生活自体がままならない人。

行政やボランティアの支援を受けられる人もいれば、支援の手も届かずに諦めている人。

誰にも気づかれないままに症状が悪くなって、亡くなってしばらくしてから発見される人。

そのような人をどうやって支えたらいいのか。地域医療とは、地域住民の生活全般に目を向けなければ、成り立たないのです。しかし、解決できない課題が山積みで、「どうしたら良くなるのか」という話にさえも行き着かないというのが現実です。

僕は、地域医療において若いドクターが継承開業することに、大きな社会的意義を実感しています。地方での医療提供は、単に医療サービスを提供する以上のことを求められます。地域住民の生活を深く理解したり、医療を通じて患者さんの生活を支えたりすることです。このような体験は、地方での医療実習だけでは得られませんが、継承開業を通じてなら、実現可能です。未来を担う若いドクターが積極的に地域に出て、これからさらに増加していく高齢者たちを支えていくことが、日本の医療業界には必要なのです。

地方での継承開業は、単にクリニックを引き継ぐ以上のものがあります。地域の人々と深いつながりを持ちながら、彼らの生活全体をサポートしていく責任を負うことになります。このような経験は、医師としての技術だけでなく、人間として豊かに生きることにつながると僕は信じています。

総合診療にかける想い

一つの病気を診るのではなく、病気を抱えた一人の人を診る。僕がこのような考えに至った背景には、大学病院の研修時代に救急センターで経験したことも関係しています。

救急センターでは、消化器、循環器、脳神経科などさまざまな専門分野の医師とともに、多岐にわたる症例に対応しました。脳梗塞、脳出血、心筋梗塞、骨折、交通事故での内臓破裂など、赤ちゃんから高齢者まで幅広い年齢層の患者さんが運ばれてきます。そこでは誰一人として「専門外だからできない」とは言いませんでした。救急医療の現場では24時間休むことなく「すべて診る」ことが基本だったのです。

例えば透析患者が脳梗塞を起こして運ばれてきた場合、僕も当然、外科領域にとどまらず対応しました。必要な場合は人工呼吸器の装着、透析の準備、ほかにも、採血や点滴の追加、心臓エコー検査や血圧管理など、数分から数時間ごとにあらゆることに目を配りました。そうしないと患者さんを救うことはできません。

救急センターの研修は、患者さんの生死に関わる判断を求められます。休む暇もなく、一度も家に帰ることができない日が3カ月間、続いたこともありました。それでも辞めたいと思ったことは一度もありませんでした。複数の疾患を抱える一人の患者さんを診て、命を救えたときのやりがいや喜びは計り知れませんでした。また、ほかの医師と連携して患者さんを救うことに強い連帯感を覚え、大きな充実感を得ていました。当時の救急センターの上司はとても厳しく、何度も叱られたものです。しかし、「外科であってもすべて診る」「関わった患者さんのすべてに対応する」という徹底した教えのもと、実際に手を動かし、経験を積み、知識も技術も着実に身につけることができました。このときの「患者さんのすべてを診る」という教えが体に染みついているのです。

総合診療ができるかかりつけ医を目指して

僕が目指していたのは、専門領域に限らずにどんな患者さんでも診る総合診療を提供するかかりつけ医です。病気を抱えた一人の人を診られる医師として地域に貢献したいと考えていたのです。そう思うようになった個人的な経験は先に述べたとおりですが、高齢化が進む今、幅広くたくさんの疾患を診ることができる医師が求められているのです。

高齢者は年齢を重ねるほどに、複数の病気を抱えることが増えていきます。それなのに一人の医師に総合的に診てもらうことはできず、その都度、違うクリニックに行かなければならないのです。慢性的な腰痛で通っている整形外科で「最近、階段を上り下りしたときに動悸が激しいのですが」と言っても「それは内科に行ってください」、逆に高血圧で内科にかかっている人が腰を痛めても「うちでは無理です。整形外科へ」と言われるでしょう。そうなると、月曜日は整形外科、火曜日は内科、水曜日は眼科……、とクリニックに通うことが毎日のお勤めのようになっているのが現状です。これは高齢の患者さんにとって大きな負担です。

特に地方では高齢化が進んでいます。でも町に総合病院が一つしかなく、クリニックも数軒しかありません。しかも、一つしかない総合病院なのに、診療科が限られていたり、外来診察は数時間であったりして、患者さんは診てほしいときに診てもらうことが困難です。

しかし、最初にかかる地域のかかりつけ医が総合診療を提供していれば、その場で初期判断・初期治療をしてあげられます。わざわざ診療科別に病院に行ったり、別のクリニックをはしごしたりする必要もなくなりますし、同じような検査や手続きを踏む手間も時間も省けます。


いわゆる昔ながらの開業医は、総合診療医だったといえます。昔の開業医は、町の人のあらゆる病気を診ていました。子どもからお年寄りまで、怪我から病気まで身体に対する心配事や悩みをなんでも相談できる人でした。僕は昔ながらの医者のようでありたい。時代と逆行しているようですが、そうではなく、これからの超高齢社会においてなんでも相談できる開業医は必要不可欠な存在になると考えています。

僕が総合診療医を目指すに至ったのは、医師として、アメリカ留学時代、生体脳死肝移植の手術をしていた日本人の先生についていたときのことがきっかけの一つとしてありました。

移植手術はとても時間がかかる手術です。アメリカでは日本よりも専門分化が進んでおり、手術を執刀する医師は手術に特化し、患者さんの術後にまであまり関わっていませんでした。しかし、この先生だけは違っていたのです。長時間の手術をやりながら、外来もして、病棟も回る。寝る時間がないくらい忙しい先生でしたが、患者さんに優しく、一人ひとりの話を丁寧に聞き、術後の様子を総合的に把握していたのがとても印象的でした。外来に同席させてもらっていると、患者さんがその先生のことをとても信頼していて、とても感謝して帰っていくのです。その姿を見て、「いつか開業したら、この先生のように患者さんと良い関係性を築いて、患者さんのすべてを診てあげられる医師になりたい」と思ったのです。

今でも開業医として困難にぶつかったときはこの先生の外来の姿を思い出しています。「病気を診るのではなく、病気を抱えた一人の人を診ているか」、そんな問いかけが聞こえてきそうな気がするのです。

田舎での開業医としての経験の深化

開業した当初は、まさに「田舎の洗礼」と呼ぶにふさわしい経験をしました。特に初めの頃は、孤独と戸惑いのなかで日々を過ごしたものです。しかし、時間が経つにつれ、地域の人々との接点が増え、コロナ禍でも医療を一生懸命提供し続けたことで、より地域住民の方からも受け入れてもらうことができました。

今やクリニックは僕にとって単なる仕事の場ではなく、地域社会とのコミュニケーションの場となっています。診療にあたりながら、患者さん一人ひとりとの会話を通じて、互いに心を通わせることができるようになりました。医師と患者さんという関係を超え、地域の人々との間に深いつながりが生まれ始めているのを実感できます。患者さんとの他愛もない会話も、僕にとっては日々の大きな喜びです。毎日、たくさんの患者さんが僕のところに来てくれ、その方々から多くを学び、助けられていると感じています。

その恩返しとして、診療を通じて地域の人々の生活をサポートし、地域の人々が負担なく健やかに日常を送れるように貢献したいと強く感じています。

おわりに

大学病院や総合病院の勤務医だった頃、開業を目指しながらも、数々の壁に突き当たり、悩みを抱えてきました。医局の退局、親のクリニックの継承問題、予想される厳しい経営状況、地域医療のニーズの理解、そして自身の専門性の確立など、スタート地点に立つまでに多くの困難に直面しました。

これから開業を目指す医師の方々も、きっと同じような状況ではないかと思います。

晴れて開業したものの、僕の開業医としての日々は、失敗の連続だったともいえます。開業当初は、スタッフとの関係構築、田舎のコミュニティへの対応、患者さんの信頼を得る診療スタイルの確立に苦労しました。継承した契約内容との相違があったり、地域医療機関との連携がスムーズにできなかったりしたことに失意を感じ、もうやめてしまおうかと思ったこともありました。しかし、新型コロナウイルスの流行という未曽有の危機に対して、発熱外来の設置、コロナ検査、コロナワクチンの接種を敢行しました。誰も取り組まないなか、「僕がやめてしまったらこの地域の人たちの健康をどうやって守るんだ」という一心で、スタッフの力を借りて、地域で孤軍奮闘してきました。

医療機関が少ない田舎では、なんでも診るという総合診療の重要性をますます感じ、地域に訴えてきました。地道な努力でしたが、これらが徐々に地域住民からの信頼を得ることになったのだと思います。

今、僕のクリニックには絶えることなく患者さんが訪れ、経営面を心配することなく、治療に専念することができています。これが実現できたのは、地元に根付いてきたクリニックをM&Aで継承開業できたからにほかなりません。この道を選んだことで、資金もなく専門性も高くない僕でも地域医療に飛び込むことができ、医療機関が少なくて困っている人たちの健康を支えることができるようになったのです。

ある意味、僕の体験は特殊かもしれません。縁もゆかりもない田舎で開業するというのは通常、医師の間ではあまり考えられないことです。しかし、少子高齢化が進み、多くの地域で医師不足が叫ばれるなか、地方が広く医師を受け入れてくれるようになれば、地域医療の問題は改善していくと思います。

次は未来の医療を担う医師たちが、地域医療に貢献するための一歩を踏み出してほしいと思っています。地域社会には本書にも書いたように問題が山積みです。開業医として地方医療に貢献することは、決して簡単なことではありません。しかし、だからこそ、報われたときの達成感はどこよりも大きいはずです。医師としても人間としても、これほど学びが多い場所はありません。僕の経験が、少しでもこれから直面するかもしれない課題を乗り越えるための参考になればこれほどうれしいことはありません。


最後になりましたが、僕を頼ってクリニックに来てくれる患者さんとそのご家族の皆さん、そして日々の診療で僕を支えてくれるスタッフたちに、感謝の気持ちを伝えます。彼女らの献身的なケア、そして患者さんへの温かい対応があってこそ、クリニックは成り立っています。また、アルバイトの斡旋から開業に至るまで、そして今も手助けいただいているコンサルタントにも、感謝の気持ちを伝えたいです。

さらに、縁もゆかりもないところから突然やって来た僕のことを受け入れてくださった地域住民および医療関係者の皆さん、心より感謝申し上げます。

そして、僕の家族である妻と子どもたち。田舎で開業したいという僕の想いを理解し、応援してくれてありがとう。家族の理解と支えがあったからこそ、日々の挑戦に立ち向かうことができています。

この書籍が若い医師の皆様、または医療業界に関心をもつすべての方にとって、地方での開業医としての道を検討する際の一助となることを願っています。

高橋　正浩（たかはし　まさひろ）
医療法人希　理事長
下新町クリニック院長
1972年岩手県生まれ。1999年岩手医科大学医学部卒業、同大学外科学第一講座入局。2006年より京都大学肝胆膵移植外科にて研修、2008年から米国フロリダ大学とマイアミ大学で臨床研究員として臓器移植医療に従事。
日々の診療のなかで地域医療を担う医師の重要性を感じ、幅広い疾患に対応できるホームドクターを目指して秋田県仙北市角館町に医療法人希　下新町クリニックを開院。

本書についての
ご意見・ご感想はコチラ

縁もゆかりもない片田舎で僕がクリニックを開業した理由

二〇二四年三月一五日　第一刷発行

著　者　高橋正浩
発行人　久保田貴幸
発行元　株式会社　幻冬舎メディアコンサルティング
〒一五一-〇〇五一　東京都渋谷区千駄ヶ谷四-九-七
電話　〇三-五四一一-六四四〇（編集）
発売元　株式会社　幻冬舎
〒一五一-〇〇五一　東京都渋谷区千駄ヶ谷四-九-七
電話　〇三-五四一一-六二二二（営業）
印刷・製本　中央精版印刷株式会社
装　丁　川嶋章浩

検印廃止

Printed in Japan　ISBN 978-4-344-94775-7 C0047
幻冬舎メディアコンサルティングHP　https://www.gentosha-mc.com/